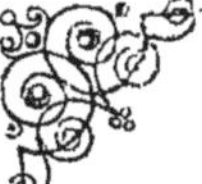

DE L'EMPLOI

DES

DOUCHES D'AIR

ET DU CATHÉTÉRISME

DE LA TROMPE D'EUSTACHE

DANS LE

TRAITEMENT DES MALADIES DE L'OREILLE,

PAR

Léon DELEAU,

Docteur en Médecine de la Faculté de Paris.

PARIS.

RIGNOUX, IMPRIMEUR DE LA FACULTÉ DE MÉDECINE,

rue Monsieur-le-Prince, 31.

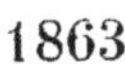

1863

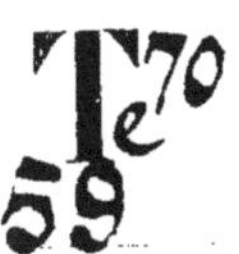

DE L'EMPLOI

DES DOUCHES D'AIR

ET DU CATHÉTÉRISME

DE LA TROMPE D'EUSTACHE

DANS LE

TRAITEMENT DES MALADIES DE L'OREILLE.

DE L'EMPLOI

DES

DOUCHES D'AIR

ET DU CATHÉTÉRISME

DE LA TROMPE D'EUSTACHE

DANS LE

TRAITEMENT DES MALADIES DE L'OREILLE,

PAR

Léon DELEAU,

Docteur en Médecine de la Faculté de Paris.

PARIS.

RIGNOUX, IMPRIMEUR DE LA FACULTÉ DE MÉDECINE,

rue Monsieur-le-Prince, 31.

1863

AVANT-PROPOS.

L'exercice de la médecine exige des connaissances si diverses, et ces connaissances sont liées entre elles par des liens si intimes, que le succès dans la pratique ne peut être obtenu que par celui qui non-seulement a acquis toutes ces connaissances, mais qui s'est encore bien pénétré de leurs rapports. Telle est en effet la loi de l'organisme vivant, que si chaque organe ou chaque série d'organes a un but déterminé, ils n'en sont pas moins tous soumis à des lois générales qui les tiennent, quelle que soit d'ailleurs la diversité de leurs fonctions particulières, dans une dépendance absolue.

Cette vérité, aussi incontestable dans son principe qu'irréfutable dans son application, a long-temps été, avec raison, objectée aux praticiens qui, sous le nom de *spécialistes,* se sont voués d'une manière particulière et même exclusive à une branche quelconque de la pratique médicale ; et on s'est longtemps aussi obstiné à leur refuser la possibilité des succès dont ils se sont prévalus. Comment admettre en effet que, sans connaître le rôle que jouent les systèmes sanguin et nerveux dans toutes les maladies, les influences sympathiques, pour ainsi dire mystérieuses, que certains organes exercent sur d'autres, avec lesquels ils semblent n'avoir aucune relation fonctionnelle, les innombrables et subites modifications que le jeu des organes reçoit des agents extérieurs, les ressources enfin de nature si diverse parmi lesquelles l'art peut aller chercher les moyens de traitement ; comment, disons-nous, admettre qu'on puisse, sans cette connaissance, traiter autrement que d'une manière empirique, c'est-à-dire irrationnelle ou aveugle, par exemple une ophthalmie, une cystite, une dartre, une affection scrofuleuse, ou toute autre maladie placée au nombre de celles qui incombent généralement aux spécialistes ?

Mais il ne saurait en être de même aujourd'hui, que, par un heureux retour à un ordre logique, les lois qui régissent l'exercice de la médecine soumettent tous ceux qui s'y destinent aux mêmes études, en dehors de toute prévision d'exercice spécial ; aussi compte-t-on maintenant bon nombre de spécialistes qui font honneur à l'art, et qui tous les jours en reculent les bornes. La création de chaires spéciales dans nos Facultés n'est-elle pas un éclatant hommage rendu par notre honorable et savant doyen à la médecine spéciale, et la reconnaissance implicite des services qu'elle est appelée à rendre ?

Sans doute nos maîtres, les chirurgiens par exemple qui sont à la tête du mouvement médical de notre époque, pratiquent et enseignent avec une incontestable supériorité toutes les opérations qui rentrent dans le domaine des spécialités ; mais il ne faut pas non plus se dissimuler que le praticien ordinaire qui exerce sur un théâtre borné, privé souvent des instruments nécessaires, ne pourra jamais, telles bonnes études générales qu'il ait faites, entrer en concurrence, pour telle opération déterminée, avec celui qu'une longue habitude a initié aux difficultés de cette opération, et dont la main a acquis, par cette habitude même, une habileté et une précision exceptionnelles. Joignons aux avantages de cette habileté manuelle une connaissance approfondie, minutieuse même, de tout ce qui se rapporte à cette opération et à ses suites, une occasion d'avoir vu la maladie sous toutes ses formes, ce qui permet encore au spécialiste, quand il écrit, d'entrer théoriquement et pratiquement dans des détails que ne comportent pas les traités élémentaires ou didactiques, si étendus qu'ils puissent être, et on aura une idée exacte de la raison d'être, de la nécessité même, des spécialités dans la pratique de l'art.

Quant à moi, initié de bonne heure par mon père à l'étude des *maladies de l'oreille,* et encouragé par les nombreux et incontestables succès qu'il y a obtenus dans le cours d'une pratique de plus de quarante années, je n'ai point hésité à m'y livrer.

Aussi vais-je essayer de résumer et de corroborer de plusieurs faits nouveaux, dont j'ai pris person-. nellement connaissance, les opinions qu'il a depuis longtemps émises sur deux points importants de la thérapeutique des maladies de l'oreille : les *injections* ou *douches d'air* dans la caisse du tympan et le *cathétérisme de la trompe d'Eustache*, au moyen duquel ces injections se pratiquent. J'appuierai les avantages des premières sur des données physiolo-giques irrécusables, qui prouveront, je l'espère, qu'on s'est mépris sur l'indication qu'elles sont destinées à remplir ; et, tout en traitant de l'histo-rique du cathétérisme de la trompe, j'indiquerai les procédés opératoires qui nous ont semblé les plus propres à atteindre le résultat en vue duquel on le pratique. De là deux divisions consacrées :

L'une au but,

L'autre au moyen.

DE L'EMPLOI

DES

DOUCHES D'AIR

ET DU CATHÉTÉRISME

DE LA TROMPE D'EUSTACHE

DANS LE

TRAITEMENT DES MALADIES DE L'OREILLE.

PREMIÈRE PARTIE.

DES DOUCHES D'AIR,

Les physiologistes et les philosophes ont démontré par des raisonnements tellement concluants, et
souvent en paroles si éloquentes, que l'ouïe était un
sens par excellence, non-seulement parce qu'elle
veillait à notre conservation, mais encore parce
qu'elle était pour nous la source des plus douces et
des plus pures jouissances (le sens de l'âme, a dit
Platon), qu'il serait superflu aujourd'hui de s'atta-

cher à prouver qu'il n'est pas de position plus défavorable que celle des personnes dépourvues de la faculté d'entendre. Aussi ce qui nous reste à faire, c'est de chercher à ramener à la vie commune, en leur rendant, en tout ou en partie, ce sens précieux, ceux qui en ont été privés de naissance ou qui ont eu le malheur de le perdre après en avoir joui.

Il ne faut pas en effet se dissimuler que si la pathologie et la thérapeutique des maladies de l'oreille, arrachées enfin des mains des empiriques et des charlatans de toutes sortes auxquels elles ont été si longtemps abandonnées, ont fait de nos jours d'incontestables progrès, elles laissent pourtant d'immenses lacunes et sont par cela même encore loin du but désiré ; et ce n'est pas, certes, que les études qui servent de base à cette partie de la science aient été négligées, car les organes composant l'appareil de l'audition ont occupé, depuis les premiers temps des recherches anatomiques, les hommes du plus grand talent.

C'est Vésale et après lui Fallope qui ont ouvert la voie ; Casserio et Willis ont ajouté de nouveaux faits à leurs connaissances ; puis sont venus Valsalva, Morgagni, Vidius, Fabrice d'Aquapendente ; plus tard Duverney, Lecat, Haller, Hunter, l'illustre Vicq d'Azyr, Cotugno, Meckel, le savant Cuvier, les célèbres Scarpa et Sœmmering, ont enrichi de précieuses découvertes ce point si important de l'organisme, étudié dans tous les degrés et toutes les séries de l'échelle animale. Enfin, dans ces derniers temps et même de nos jours, Magendie, Geoffroy Saint-Hilaire, de Blainville, Breschet, et M. Flourens, résumant les travaux de leurs illustres devanciers, et les appropriant à l'état actuel de nos connaissances en physique et en physiologie, ont établi sur le sens de l'ouïe une théorie qui laisse peu à désirer.

Mais a-t-on, en médecine pratique, c'est-à-dire dans la thérapeutique des maladies de l'oreille, donné à cette théorie l'interprétation logique, rationnelle, dont elle était susceptible ? Nous n'osons le croire, nous nous permettons même d'en douter.

Que dit en effet cette théorie, résumée dans ce qu'elle a d'essentiel et de capital ? Que si le toucher, le goût et l'odorat, s'opèrent par le contact ou le rapport direct du corps (solide, liquide ou gazeux) dont les qualités sont à percevoir avec l'organe sensitif lui-même, il n'en est pas ainsi de la vue et de l'ouïe ; ces deux sens diffèrent essentiellement des autres en cela que les corps (la lumière et le son) qui sont respectivement leur élément fonctionnel ont besoin de subir d'importantes modifications avant de se trouver en contact avec l'organe sensitif.

Ici, en effet, dit avec raison Breschet dans ses recherches sur l'organe de l'ouïe, la nature ne se contente plus d'une simple membrane pour recevoir des impressions aussi délicates, aussi fugitives ; il a fallu qu'elle employât un appareil de concentration, afin de donner à des phénomènes aussi subtils que la lumière et le son un degré d'intensité suffisant pour éveiller la sensibilité de nos tissus. Aussi , si l'appareil préparatoire de la vision n'est autre chose qu'une *chambre obscure,* à l'entrée de laquelle se trouve une lentille destinée à concentrer les rayons lumineux, qui, de cette manière, portent une impression plus vive et par conséquent une image plus nette sur l'épanouissement du nerf optique, qui est la membrane sensitive de l'œil ; de même l'appareil préparatoire de l'audition n'est qu'une *machine à bruit,* qui répète les sons, les propage, et en augmente l'intensité : c'est un tambour dont la peau bien tendue communique directement avec la partie sensitive, qui est aussi l'épanouissement du nerf auditif, au moyen d'une chaîne ou série de petites pièces solides.

Mais, de même aussi que la lumière, pour atteindre son but, a besoin de ne trouver sur son passage que des corps transparents, de même le son, pour arriver, de la caisse du tympan ou tambour sur lequel il frappe, à la membrane chargée de le percevoir, a besoin d'un conducteur ; or ce conducteur est l'*air* que contient la caisse. Là est toute la question. N'est-elle pas d'ailleurs surabondamment résolue cette question par l'expérience dont nous avons tous été témoins dans nos cours de physique, et qui consiste à placer sous le récipient de la machine pneumatique un mouvement d'horloge propre à

faire résonner un timbre? Le vide fait, on permet
en vain au rouage d'agir ; on voit très-bien le marteau frapper le timbre, mais aucun rayon sonore,
ou, si l'on aime mieux, aucun bruit n'est produit par
cette percussion qui s'effectue dans le vide.

Avant la découverte du conduit guttural, les physiologistes et les physiciens supposaient que la caisse
du tambour contenait *un air inné,* d'une nature
particulière, très-subtil, indispensable à la propa-
gation des sons dans le labyrinthe. Ce fluide imagi-
naire fut le sujet de beaucoup de discussions, jusqu'à ce que Eustache (Eustachi) démontrât la communication établie entre l'extérieur et l'oreille
moyenne, et prouvât, par cette découverte, que l'air
atmosphérique occupe dans l'état normal toutes les
anfractuosités de cette portion de l'organe auditif.

Quant à savoir si la trompe d'Eustache, au lieu
de servir au renouvellement de l'air conducteur du
son dans la caisse, ne serait pas plutôt un second
conduit auditif, il serait aujourd'hui oiseux de s'en
occuper, quelque peine qu'aient prise à le prouver
Diemerbroeck et Haller. Le plus simple raisonnement physiologique fait déjà pressentir que, lors
même que l'air introduit par la trompe entraînerait
avec lui des rayons sonores, non-seulement ils
échoueraient avant d'entrer dans l'intérieur de l'o-
reille, puisqu'ils n'y rencontreraient point de tympan, mais encore parce que, prenant les osselets de
l'ouïe à rebours, ils ne pourraient solliciter leur

jeu, pas plus que des rayons lumineux, arrivant dans l'intérieur de l'œil d'arrière en avant, ne pourraient contribuer à la vision.

C'est en vain qu'on objecterait qu'on entend mieux lorsque la bouche est ouverte ; ceci tient uniquement à ce que, la mâchoire s'abaissant, le conduit auditif externe devient plus libre. Mais, si l'on porte au fond de la bouche, après s'être bouché l'oreille, une montre que l'on ne presse point avec les dents, on n'entend rien ; si on entend son mouvement quand les dents sont en contact avec le bouton qui termine la montre, c'est parce que les rayons sonores sont transmis par les dents à la faveur des rameaux de la deuxième branche des nerfs trijumeaux, qui communique avec le nerf auditif.

Or, que l'air que contiennent naturellement la caisse du tympan et les autres cavités de l'oreille interne vienne à faire défaut, et ne se renouvelle pas au moyen de la trompe, qui est spécialement chargée de lui en fournir dans les mouvements de l'inspiration et de la déglutition, et alors l'audition, entravée dans une de ses conditions physiques, ne peut avoir lieu ou ne s'effectue qu'imparfaitement. La liberté de la trompe, et conséquemment le renouvellement de l'air dans l'intérieur de l'oreille, sont donc des éléments essentiels, indispensables même, au fonctionnement de l'ouïe.

Bien plus, il est prouvé qu'en général la quantité d'air, ou, si l'on veut, que l'ampleur de la caisse du tambour et des cellules accessoires destinées à le recevoir, sont en rapport avec le développement, la perfection, on peut même dire la perfectibilité de l'ouïe, et, partant, du système vocal des êtres animés.

Notons encore, et ceci est de la plus haute importance, que ce n'est pas seulement une quantité donnée d'air qui est nécessaire au fonctionnement de l'oreille; il faut que cet air, comme nous venons de le dire, se renouvelle. Sans cela il s'échauffe et se dilate. Ne pouvant trouver aucune issue pour s'échapper et se mettre en équilibre avec l'air extérieur, il repousse la membrane du tympan de dedans en dehors, restreint le développement de ses vibrations, empêche son action sur la chaîne des osselets, et distend ses articulations.

Quand la trompe d'Eustache est libre, ce renouvellement est surtout favorisé par les mouvements de vibration de la membrane du tympan, mouvements provoqués par les ondes sonores extérieures. « Ce diaphragme, dit mon père (*Recherches pratiques sur les maladies de l'oreille*, p. 57), sans cesse frappé par les bruits du dehors, déplace la couche d'air avec laquelle il est en contact (par sa surface intérieure); celle-ci, à son tour, ébranle celles qui sont plus profondément situées.

« Cet air, comprimé et refoulé en partie jusque vers le pharynx, est alors renouvelé par celui qui se trouve dans le sac membraneux, où il a acquis des qualités convenables à la sensibilité de l'oreille.

L'air, en se portant dans le poumon pendant les inspirations faites par le nez, s'introduit aussi dans l'oreille : il est facile de s'en convaincre en se transportant d'un lieu chaud dans un endroit froid ; en aspirant alors avec force, on éprouve subitement une sensation de fraîcheur dans la caisse du tambour. »

Sans nul doute, l'ouïe peut être fréquemment lésée, la trompe d'Eustache étant parfaitement libre, et l'air arrivant aisément dans l'intérieur de l'oreille pour s'y renouveler ; il serait absurde de prétendre le contraire.

C'est ainsi que le conduit auditif externe, bouché par suite d'un vice congénial, par une tumeur quelconque, un polype, un corps étranger, etc., peut être placé dans l'impossibilité de laisser les ondes sonores aller frapper la membrane du tympan ;

C'est ainsi que cette membrane peut être épaissie au point de ne pas vibrer suffisamment pour transmettre le choc reçu, ou perforée de telle sorte que ses débris ne puissent plus solliciter le jeu des osselets qui appuient sur elle ;

C'est ainsi enfin que les parties constitutives de l'oreille interne peuvent faire complétement ou en partie défaut ou ne pas recevoir la part d'influence nerveuse qui leur est nécessaire, comme cela arrive malheureusement dans les cas de paralysie générale ou partielle, congéniale ou accidentelle, etc. etc. ; toutes causes de surdité plus ou moins complète,

que nous n'avons eu que trop souvent occasion
de rencontrer, et dont je rapporterai plus loin plusieurs observations, que j'ai recueillies moi-même
pour être ajoutées à celles déjà consignées par mon
père dans ses nombreux écrits.

Mais, quand la surdité survient en dehors des
signes caractéristiques des divers états pathologiques que nous venons d'indiquer sommairement
(ce qui arrive très-souvent), n'est-il pas rationnel
de chercher à savoir si le conduit auditif interne,
autrement dit la trompe d'Eustache, est libre ? Alors,
le plus souvent aussi, on trouve l'arrière-gorge
enflammée, les amygdales tuméfiées, la muqueuse
naso-pharyngienne épaissie, engorgée ou portant
des cicatrices qui ont soit bouché l'ouverture de la
trompe, soit rendu ses parois adhérentes ; en un
mot, on trouve un obstacle mécanique au renouvellement de l'air que doit contenir l'oreille interne.

L'indication la plus importante, la seule qui se
trouve dès lors à remplir, les accidents pathologiques concomitants étant combattus, n'est-elle
pas de favoriser ce renouvellement, et la raison ne
dit-elle pas de suite que les injections d'air sont
non pas seulement utiles, mais un moyen indispensable à cet effet ? Or, ce que la théorie indique à cet
égard, une expérience de près de quarante années
l'a sanctionné par une série innombrable de faits
qui ont reçu l'assentiment de l'un de nos premiers

2

corps savants, sur le rapport de plusieurs de ses plus illustres membres.

Quelles objections a-t-on faites à cette méthode de traitement, lors de son apparition dans le domaine de l'art ; et que lui opposent encore aujourd'hui ceux qui n'en ont point eu l'idée, mais qui, sans l'avouer, la mettent en pratique, vaincus qu'ils sont par l'évidence des faits ?

On a d'abord nié qu'elles fussent possibles, et on ne s'est pas contenté de les déclarer inconciliables avec les données physiologiques, mais on a invoqué contre elles des raisonnements qui touchent presque au burlesque. C'est ainsi que, du moment où elles furent proposées par mon père, M. Itard, qui occupait alors le premier rang parmi les praticiens se vouant exclusivement aux maladies de l'oreille, et que sa qualité de membre de l'Académie de Médecine aurait dû rendre plus circonspect, écrivait à l'occasion de plusieurs malades pour lesquels sa science et ses efforts étaient restés impuissants :

« J'aurais pu me permettre quelques injections aériennes dans la trompe d'Eustache, si j'avais pu y décider ma raison ; mais comment, avec un peu de bon sens et quelques connaissances en physiologie et en anatomie, embrasser l'espoir et se livrer à l'idée d'enlever *d'un souffle* la surdité ?... Non, Messieurs, non certainement, on n'a jamais guéri, jamais on ne guérira à l'aide d'un pareil moyen la surdité : ce ne serait pas là une guérison, mais un véritable miracle. »

Autant eût valu nier les résultats de l'opération de la cataracte par l'abaissement, sous le prétexte qu'on ne rendra jamais la vue aux aveugles d'*un coup d'aiguille!* Voilà où conduisent l'aveuglement et la prévention.

Un peu plus tard, quand les faits se sont produits, et qu'ayant fixé l'attention des corps savants, il a fallu compter avec eux, on n'a pas nié d'une manière absolue, mais on a paru craindre qu'une colonne d'air poussée avec une certaine force dans l'intérieur de l'oreille n'exerçât une action désorganisatrice sur les parties délicates qu'elle contient; et, quand on a été forcé de reconnaître et d'avouer la parfaite innocuité de ces injections, on a dit que l'air, n'étant pas par lui-même un agent thérapeutique, ne pouvait exercer aucun effet curatif; « pas plus que l'eau pure ne pourrait guérir une ophthalmie, si elle ne servait pas de véhicule à quelque substance médicamenteuse. » C'est exactement comme si l'on eût dit qu'une fois une cataracte enlevée, il est inutile, nuisible même, de mettre l'œil en contact avec la lumière, puisque la lumière n'était pas un agent médicamenteux.

Enfin, éludant toujours la question physiologique, on a dit que si les injections ou douches d'air dans l'oreille interne avaient pour résultat de faciliter l'écoulement des matières muqueuses ou puru-

lentes que cette cavité contenait très-souvent à la
suite de divers états maladifs, elles étaient plus
propres à refouler ces matières contre les parois
osseuses que de les entraîner au dehors ; ce qui est
diamétralement opposé à ce que démontre l'expérience et à ce que devait faire pressentir le raisonnement ; car il est bien évident qu'une colonne d'air
poussée avec une certaine force, comme nous venons de le dire, pénétrant une masse de matières
demi-liquides, doit plutôt les délayer et les attirer
vers une ouverture déclive, naturellement destinée
à leur écoulement, que les rendre plus épaisses et
les refouler.

Ce qu'il y a de plus extraordinaire dans tout cela,
c'est que ce sont précisément les praticiens qui ont
mis le plus de soin à reconnaître l'indispensable
nécessité de l'air dans l'intérieur de l'oreille pour
l'audition, qui ont fait toutes ces objections.

C'est ainsi que M. Itard avait d'abord dit (*Traité
des maladies de l'oreille*, page 75): «Il ne suffit pas
que les cavités de l'oreille soient libres de tout obstacle pour que les sons y arrivent ; arrêtés par la
cloison tympanique, ils viendraient mourir au fond
du conduit auditif, s'il n'y avait pas dans la caisse
du tympan une certaine quantité d'air qui se charge
des ébranlements sonores imprimés à la membrane
du tympan, et qui les communique aux extrémités
sentantes du nerf auditif. » Et que plus loin (page 93),
il ajoute, comme conséquence forcée de cet axiome

physiologique : « Lorsque la trompe se trouve ainsi complétement fermée, il en résulte une surdité qui doit varier selon les changements qu'éprouve la caisse par la non-admission de l'air extérieur ; si celui qui s'y trouve renfermé vient à être absorbé, le tympan se remplit de mucus, et l'ouïe se perd complétement. » C'est plus que nous n'oserions en dire nous-même.

Le Dr Triquet n'est pas moins explicite à ce sujet, car il reconnaît (page 131 de son *Traité pratique des maladies de l'oreille*) que « la libre ouverture des trompes d'Eustache est nécessaire aux fonctions de l'ouïe, puisque c'est par cette voie que s'écoulent les liquides de la caisse, et que cette cavité est mise en rapport avec l'air extérieur. » Aussi avoue-t-il que « *la dysécée due à l'absence d'air* dans les cavités de l'oreille moyenne peut aussi être améliorée par la perforation des cellules mastoïdiennes ; » mais il pense que, pour remplir cette indication, le cathétérisme de la trompe d'Eustache a, tant sur cette dernière opération que sur la perforation de la membrane du tympan, « un avantage aussi incontestable que l'est celui du cathétérisme de l'urèthre sur la ponction de la vessie. » On ne peut pas justifier la nécessité des injections d'air, dans le cas où il fait défaut dans l'intérieur de l'oreille, en termes plus clairs et plus précis.

Enfin l'auteur du dernier ouvrage qui a été publié sur les maladies de l'oreille (le Dr Bonnafont), reconnaissant toutefois que « M. Deleau est celui qui a fixé le plus particulièrement l'attention sur ce sujet important, et qui en a tiré le meilleur parti pour le traitement de la surdité, » s'exprime à ce sujet en ces termes :

« Mais, quelle que soit la nature du fluide contenu dans la caisse (comme si cet air pouvait être autre chose que de l'air atmosphérique), la condition essentielle pour transmettre les sons qui lui arrivent par la membrane du tympan consiste dans la faculté qu'il a de se renouveler à volonté ; et il est presque inutile de rappeler que cette faculté vibrante n'existe qu'à cette condition. En un mot, la trompe d'Eustache remplit pour l'oreille moyenne le même rôle que l'ouverture pratiquée à la caisse d'un tambour, laquelle, en facilitant le renouvellement de l'air contenu, permet au son, provoqué par les baguettes, de se transmettre dans tout l'intérieur de la caisse et d'acquérir ainsi une grande sonorité ; tandis que, sans ouverture, pas de renouvellement d'air, peu ou point de vibrations, et par conséquent matité complète du son. Tel est le rôle que joue la trompe d'Eustache dans l'audition..... Les effets résultants des obstacles apportés à la circulation de l'air dans ces cavités peuvent aussi être produits, quoiqu'à un moindre degré, par les viciations de l'air contenu dans le tympan, etc. » (Page 396.)

Malheureusement, comme pour enlever à mon

père tout le mérite de l'application pratique de cette
vérité physiologique, M. Bonnafont, se déjugeant
lui-même, hésite à croire que les injections d'air
puissent être par elles-mêmes un moyen curatif essentiel, et les combat non pas sous ce dernier rapport, mais seulement sous le point de vue des avantages que mon père leur reconnaît aussi comme
moyen propre à dilater la trompe obstruée, ainsi
que nous le verrons plus loin dans la partie de ce
travail consacrée aux maladies de ce conduit et au
traitement qui nous semble le plus rationnel à leur
être opposé.

Ce dernier auteur, partisan avoué des opinions
de M. Itard, se joint même à lui pour méconnaître
que les douches d'air dans l'intérieur de l'oreille
soient un moyen d'explorer l'état d'engouement de
la caisse par la crépitation qui souvent les accom-
pagne (Itard, page 187). Ces praticiens reconnaissent bien les changements brusques occasionnés
dans l'audition soit par l'éternument, soit par l'action de se moucher, soit enfin par une expiration
forte et prolongée, qui refoule violemment dans la
caisse une partie de l'air expiré retenu dans la
bouche ; mais, sous le futile prétexte que les injections d'air « ne sont qu'une extension de ce dernier
procédé » (ils veulent dire de ce dernier phénomène
physiologique), ils nient que l'air, ainsi introduit,
puisse pénétrer l'oreille interne au delà de l'ouverture de la trompe, ne s'apercevant pas que, s'il en

était ainsi, le bruit qu'ils reconnaissent eux-mêmes se produire naturellement, dans les cas qu'ils citent, n'aurait pas lieu.

Les malades qui viennent journellement nous consulter, après avoir été soignés par ces praticiens, sont tellement frappés des changements subits qu'ils éprouvent dans l'intérieur de l'oreille à la première douche d'air, et les personnes qui les assistent entendent si distinctement les bruits qu'occasionne son passage pour arriver à la membrane du tympan, que nous ne pouvons attribuer le refus qu'on fait d'admettre sa pénétration dans tout le parcours de l'oreille interne, qu'aux mauvaises manœuvres employées pour les injections. Nous maintenons donc aussi que ces bruits et leurs variétés sont de précieux éléments dans le diagnostic des maladies de l'oreille.

Tous les praticiens, qui ne voient en cela qu'une affaire de science dégagée de toute question de position ou de personne, partagent aujourd'hui cette opinion. C'est ainsi que M. le Dr Perrin, qui vient de rendre compte à la Société médico-pratique de Paris de l'ouvrage de M. Bonnafont (voyez *l'Union médicale* des 3 et 6 janvier), ne peut s'empêcher de reconnaître que « M. Deleau, en substituant l'air à l'eau comme moyen explorateur de l'état de la caisse et du conduit guttural, a fait entrer la thérapeutique auriculaire dans une ère de progrès dont ses contemporains, à notre avis, ne lui ont pas tenu suffisamment compte; il est certain que, avant lui, le cathétérisme de la trompe d'Eustache n'était guère employé que pour porter dans la caisse des substances liquides, ce qui n'était pas toujours sans inconvénient, et que depuis lui, par la substitution de la douche d'air à l'injection liquide, la science s'est trouvée dotée d'un moyen aussi inoffensif que merveilleux de traitement et surtout de diagnostic. »

L'Académie des sciences, appelée à apprécier les premiers travaux de mon père, avait d'ailleurs résolu et rendu cette question irréfutable en s'exprimant ainsi : « Par ce procédé (les douches d'air), on peut reconnaître l'état pathologique de l'oreille moyenne, en faisant attention : 1° à la nature des bruits que l'opérateur peut apprécier en appliquant sa propre oreille contre le pavillon de celle du malade ; 2° en observant avec soin les changements que ces injections produisent sur la faculté d'entendre ; 3° en tenant compte de leurs effets sur la sensibilité. Il est clair que, pour juger ainsi de la nature et du siége de la lésion d'après les effets qui sont produits par le courant d'air, il était indispensable d'examiner d'abord les phénomènes qui se passent lorsqu'on injecte de l'air dans une oreille.

« C'est ce qu'a fait M. Deleau, et il a observé que dans ce cas, l'ouïe devenait dure lorsque l'air de la caisse du tambour était comprimé ou dilaté, et que le son qu'on entendait dans l'oreille du sujet soumis à l'expérience était analogue à celui d'une pluie

assez forte qu'on entendrait tomber sur les feuilles
des arbres ; l'auteur désigne ce bruit par l'expression
de *bruit sec de la caisse*. Enfin, si l'intérieur de la
caisse contient un liquide purulent, on entend un
bruit qui ressemble à un gargouillement tellement
prononcé que l'oreille la moins exercée le distingue
facilement ; l'auteur appelle ce bruit *bruit muqueux*.
En général l'injection de l'air ne cause aucune douleur, au moins c'est ce qui a lieu dans tous les cas
de phlegmasie chronique ; mais il n'en est pas de
même dans les cas de phlegmasie aiguë, et cette
différence est encore utile pour le diagnostic de l'affection dont on cherche la nature par la distinction
de ces bruits. M. Deleau met donc en évidence tous
les avantages que l'on peut tirer de son procédé
pour l'établissement du diagnostic et du pronostic
des affections de l'oreille moyenne. »

Et ce n'est pas seulement comme moyen de diagnostic que ces douches ont aujourd'hui pris rang
dans la pratique, ainsi que le reconnaît Vidal (de
Cassis) dans son *Traité de pathologie externe* (page
579), où il s'exprime ainsi : « Ces données, fournies
par Laënnec, ont surtout été fécondées par M. Deleau, qui s'est servi de l'introduction de l'air dans
la trompe d'Eustache et l'oreille moyenne, non-
seulement comme *traitement*, mais comme moyen
de diagnostic ; il y a longtemps qu'Herhold avait
conseillé des douches d'air atmosphérique, mais
c'est M. Deleau qui a tiré le meilleur parti de ce
moyen. »

Aussi n'est-il pas un praticien s'occupant, comme spécialiste, des maladies de l'oreille, qui ne commence un traitement avant d'avoir examiné le conduit auditif externe, sondé la trompe d'Eustache, et fait une injection d'air. Si ce moyen est illusoire, pourquoi l'employer? s'il est utile, pourquoi ne pas le reconnaître?...

Comme nous employons très-souvent les douches d'air après avoir assez convenablement ouvert la trompe d'Eustache, dans les cas même où ce conduit se trouve obstrué par une cause tout à fait étrangère à l'oreille interne, on pourrait, du moins avec une certaine apparence de raison, nous dire : Puisque l'air se renouvelle naturellement et de lui-même dans l'intérieur de la caisse aussitôt que tout obstacle à son passage est levé, les douches sont inutiles et deviennent une superfluité de traitement qui ne peut que fatiguer les malades.

A cette objection, plus spécieuse que fondée, nous répondons par ce fait irrécusable, que très-peu de malades chez lesquels le conduit a été obstrué par une cause étrangère à l'oreille interne, et qui sont restés un temps assez long sous l'influence de cette cause assez commune de surdité, recouvrent immédiatement la plénitude de l'ouïe. La raréfaction de l'air qui s'est nécessairement produite, ainsi que nous l'avons déjà dit, ne formant plus un contre-poids suffisant à la colonne qui frappe extérieurement la membrane du tympan, a d'abord occa-

sionné un gonflement de la muqueuse qui nuit à la
régularité du jeu des osselets; ensuite ces derniers,
condamnés à l'inaction par la privation d'un des éléments de leur fonctionnement, non-seulement ne
reprennent pas immédiatement leur rôle, mais ont
encore besoin d'être sollicités; de même qu'à la
suite d'une fracture de la jambe ou de la cuisse,
l'articulation du genou reste engourdie avant de
reprendre la plénitude de ses mouvements. Si on
laisse, dans ce cas, l'air arriver seul dans l'oreille,
il pourrait ne pas pénétrer suffisamment toutes les
sinuosités où sa présence est utile. Cette pénétration
doit donc être aidée, bien entendu avec tous les
ménagements convenables. C'est ce que fait la douche d'air.

Quant à la prétention qu'on nous suppose de vou-
loir guérir toutes les surdités, complètes ou par-
tielles, congéniales ou accidentelles, récentes ou
anciennes, etc., par les injections ou douches d'air,
nous la repoussons énergiquement, et nous en ren-
voyons l'absurde à ceux qui nous en gratifient systé-
matiquement. Il y a bien des années déjà (1838) que
mon père s'était, au milieu même de ses succès,
prononcé à ce sujet en ces termes:

« Les opérations que je préconise ne sont pas toujours infaillibles; elles ont, comme tous les agents
thérapeutiques, leurs demi-succès. » Et ailleurs il
disait : « Trop de précipitation et trop d'enthou-
siasme discréditent en général les meilleurs agents

thérapeutiques et enlèvent la confiance des malades.... Je ne crains pas qu'on m'accuse de pareils excès ; j'ai déjà démontré que les douches d'air n'étaient pas convenables à toutes les maladies de l'oreille ; j'ai même dit qu'il serait absurde de les mettre en usage lorsqu'une affection générale est toujours prête à renouveler des inflammations, des ulcérations ou des suppurations des organes de l'audition. » Peut-on être plus circonspect et porter plus loin l'amour de l'art et de la vérité? Nous ne cherchons donc à faire prévaloir les douches en question que :

Comme un moyen qui peut devenir curatif par lui-même, et par lui seul dans bien des cas ;

Comme un auxiliaire utile, indispensable même, dans une foule de circonstances ;

Comme un mode d'exploration presque toujours nécessaire de l'oreille interne par la trompe d'Eustache, les autres moyens de diagnostic ayant échoué ;

Comme un moyen enfin qui permet, dès le début d'un traitement, de statuer sur la curabilité ou sur l'incurabilité d'une surdité, et délivre dans bien des cas les malades des tentatives aussi douloureuses qu'inutiles qu'on pourrait faire à leur égard.

Les observations suivantes, prises au hasard sur un grand nombre d'autres, mettront ces quatre points de doctrine hors de doute et prouveront que les faits sur lesquels on a prétendu s'appuyer pour nier ou amoindrir l'efficacité des douches d'air ont été aussi mal interprétés que mal recueillis.

1er CAS. *Surdité guérie par le seul fait des injections d'air.*

Cette observation est d'autant plus curieuse, qu'elle est fournie par M. Ménière, qui devint plus tard médecin en chef de l'établissement des Sourds-Muets, où il succéda à M. Itard. Quand ce médecin reçut les soins de mon père et profita des douches d'air, il était loin sans doute de penser qu'il se croirait un jour obligé, par rivalité de position, à méconnaître les avantages de cette importante innovation ; mais l'aveu était fait, et M. Ménière, ne pouvant le retirer, trouva que le dénigrement était encore un moyen plus sûr de se dégager de toute reconnaissance que l'oubli du service rendu. Mais laissons en paix sa mémoire et écoutons-le parler lui-même.

A M. le Dr Deleau.

Paris, ce 28 mars 1835.

« MON CHER CONFRÈRE,

« Je vous envoie mon observation, avec l'autorisation d'en faire tout ce que bon vous semblera.

Je vais bien ; je suis désobstrué, grâce à vous, moins bouché, en fait de maladie de l'oreille, et fort enchanté de vos procédés... Je vous verrai à l'Institut lundi prochain et je vous réitérerai tous mes remercîments... Je vous ai envoyé un monsieur tout à fait dans mon cas.

« Au mois de février 1835, quelques nuits passées au bal et plusieurs refroidissements successifs ayant produit un coryza avec un sentiment de chaleur et de gêne dans la partie supérieure du pharynx, j'éprouvai en même temps une occlusion passagère de la trompe d'Eustache du côté gauche. L'ouïe de ce côté avait perdu de sa finesse ; le défaut de concordance entre les deux oreilles me faisait entendre faux ; il me semblait que j'avais une sourdine à la voix, et je ne pouvais plus chanter avec justesse. Cet état se prolongea quinze jours avec des alternatives d'amélioration. Je parvenais quelquefois à faire arriver de l'air dans la caisse du tympan par un effort d'expiration, le nez et la bouche fermés.

« Au commencement de mars, je ne pus plus y parvenir, et je devins presque sourd de l'oreille gauche ; un bruit assez semblable à celui d'une cascade lointaine m'empêchait d'entendre ce que l'on me disait, et j'étais obligé de diriger mon oreille droite vers l'interlocuteur. Je pus en même temps faire plusieurs remarques sur mon sens auditif. En marchant je n'entendais presque pas le bruit de ma botte gauche sur le pavé ; en me rasant, je sentais fort bien le contact du rasoir sur ma joue gauche, mais je n'entendais pas le bruit qu'il faisait sur cette partie. Je n'ai jamais éprouvé aucune douleur au fond du conduit auditif ; seulement, en tirant le lobe de l'oreille en bas ou en arrière, je déterminais un peu de malaise que je pouvais aisément rapporter au tiraillement que je faisais éprouver à la membrane du tympan. Le contact du vent frais m'était pénible ; en essayant de pousser de l'air dans la trompe d'Eustache, je produisais une secousse intérieure un peu douloureuse, mais rien n'arrivait dans l'oreille moyenne.

« Ce fut dans cet état de santé que je priai M. le Dr Deleau de m'insuffler de l'air dans la caisse du tympan.

« Le 20 mars, après trois semaines d'occlusion complète de la trompe, une sonde de gomme élastique fut conduite dans cet organe, pénétra sans difficulté, sans douleur, à une profondeur de plus d'un pouce, et une *insufflation d'air* eut lieu au moyen d'une vessie de caoutchouc ; je sentis à l'instant une sorte de gargouillement semblable à celui que ferait de l'air insufflé dans un liquide visqueux, ayant à peu près la consistance sirupeuse. *L'injection fut renouvelée une seconde fois*, et seulement comme objet d'étude pour moi ; car, dès la première, j'avais recouvré l'ouïe de ce côté : une montre, que je n'entendais qu'en l'appliquant sur le pavillon de l'o-

reille , put être entendue à plus de 2 pieds de distance ; le côté de la face ne put alors être touché
sans que je n'en perçusse le bruit, et celui de mes
pas sur le parquet me parut le même pour les deux
pieds ; le mouvement de la mâchoire inférieure,
et surtout le mouvement latéral, agitait l'air et le
liquide contenus dans l'oreille moyenne. Ces phénomènes durèrent jusqu'au lendemain , et alors je
n'entendais pas mieux que les jours précédents.

«Le 23 au matin, l'introduction d'un peu d'eau
chaude dans le conduit auditif externe ayant raréfié
l'air de la caisse ou produit tout autre changement
favorable, je pus, par une forte expiration, faire
pénétrer un peu d'air dans la trompe, et le bruit
du gargouillement interne se renouvela avec force.

«Le 24, j'eus de nouveau recours à M. Deleau,
qui introduisit la sonde avec une extrême facilité,
m'insuffla de l'air comme la première fois, et le
résultat de l'opération fut aussi heureux et aussi
prompt. Depuis cette époque, j'ai pu chaque jour
pousser de l'air par la trompe d'Eustache, désormais
facilement perméable, et l'ouïe du côté gauche a re-
pris toute sa force.

« Des boissons adoucissantes, des gargarismes de
même nature , le soin d'éviter l'air froid en me cou-
vrant la tête et en bouchant les conduits auditifs
externes avec du coton : tels sont les moyens auxi-
liaires qui ont hâté ma guérison. A l'irritation de la
partie supérieure du pharynx, a succédé une légère

bronchite, qui a paru agir comme révulsif ; le coryza a également cédé aux pédiluves, et aujourd'hui 27 mars, il ne me reste que le souvenir de cette légère indisposition.

« P. MÉNIÈRE,

Professeur agrégé et Chef de Clinique médicale
à la Faculté de Paris.»

Cette observation, qui a été publiée dans la *Gazette des hôpitaux*, numéro du 13 septembre 1838, et dont M. Ménière n'a pu récuser aucun détail, puisqu'elle a été rédigée par lui-même, ne prouve-t-elle pas que l'injection d'air a fait, à elle seule, tous les frais du traitement, et partant a eu tous les honneurs de la guérison ? Si la désobstruction de la trompe avait suffi, l'accident ne se serait pas renouvelé, et on ne saurait raisonnablement attribuer à l'injection d'eau tiède qui a été faite dans le conduit auditif externe aucune part dans le résultat si favorablement obtenu.

2e CAS. *Surdité guérie par les injections d'air jointes à d'autres moyens.*

Le 11 novembre 1862, M. Sequera, de Valence (Espagne), âgé de 16 ans, nous est amené par son père, qui nous donne les renseignements suivants : « Mon fils est sourd depuis l'âge de 9 mois ; sa surdité

a toujours graduellement augmenté ; il a eu depuis
sa naissance de continuelles suppurations d'oreilles ;
il n'a jamais eu de maux de gorge, mais de nombreux
coryzas. L'année dernière, il a été traité pendant
trois mois par M. Ménière, dont voici la consultation :

«Sequera, de Valence, m'a été présenté en septembre 1861, à l'occasion d'une surdité grave et
d'une otorrhée très-considérable. En effet il entend
à peine la voix quand on lui parle à l'oreille gauche ;
la droite n'entend rien. On m'a dit que cette maladie date de l'enfance, qu'elle est le résultat d'une
fièvre et d'abcès considérables. J'ai trouvé l'oreille
droite entièrement remplie de végétations charnues,
fournissant beaucoup de pus, souvent du sang, et
sensible au contact des instruments. A gauche le conduit est libre, mais il y a une inflammation chronique de la peau ; elle se propage jusqu'au tympan,
qui est perforé, et toutes les surfaces malades donnent une suppuration glaireuse abondante.

«Je suis parvenu, par un long traitement, à détruire peu à peu les végétations charnues de l'oreille
droite ; l'écoulement a beaucoup diminué depuis,
il n'y a plus eu de sang, et l'ouïe s'est rétablie ; à
gauche le mal a également diminué sous l'influence
du traitement, et après trois mois de soins, on con-
state une amélioration notable. On ne peut néanmoins espérer de guérir complétement une maladie
de cette espèce. Les parties profondément altérées
ne pourront revenir à leur état normal, mais le

mieux obtenu permet d'en obtenir encore davantage. »

Puis suit la recommandation suivante : tenir les oreilles aussi propres que possible ; tous les jours, on les injectera avec de l'eau tiède en se servant pour cela d'une seringue ordinaire à lavement ; tous les soirs, on versera dans le fond des oreilles trois ou quatre gouttes d'un liquide composé de 60 gr. d'eau distillée, 4 grammes d'acétate de plomb liquide, et 5 décigrammes de laudanum de Rousseau. Suivent diverses recommandations hygiéniques.

Ces soins, qui n'ont été dirigés, ainsi qu'on peut le voir, que sur la partie extérieure des oreilles, n'ont pas eu le résultat qu'on en attendait, puisque, l'année suivante (11 novembre 1862), le jeune Sequera nous fut amené dans l'état suivant : Il n'entend les battements d'une grosse montre qu'à 1 centimètre à droite, sur l'oreille gauche. Cathétérisme des trompes à gauche. On n'obtient rien à la première ni à la deuxième douche d'air ; la troisième en laisse passer un petit filet ; à droite l'air pénètre difficilement dans la trompe, à la première douche.

Après le cathétérisme, qui a lieu le 13, la montre s'entend à 4 centimètres à gauche, et à 5 $\frac{1}{4}$ à droite.

Le 15, après le cathétérisme, la montre s'entend à 6 centimètres à gauche et à 8 à droite ; on prescrit un purgatif.

Le 17, on sonde la trompe, et on fait une friction d'huile de croton à la nuque.

Le 19, la montre s'entendait à 7 centimètres à droite et à 11 à gauche. On sonde et on cautérise la trompe le 20 ; on a 7 $^1/_2$ à gauche et toujours 11 à droite. On sonde et l'on cautérise de nouveau des deux côtés.

Le 26, la douche d'air produit un craquement dans l'oreille droite, qui prouve que l'air pénètre dans la caisse ; on a dès lors 23 centimètres à droite et 20 à gauche.

Le 28, on sonde de nouveau et on cautérise.

Le 12 décembre, M. Sequera, qui avait fait une absence de douze jours, revient de Londres sans que son ouïe ait rien perdu, malgré le climat humide de cette ville, surtout en pareille saison, car on a 24 à droite et 22 à gauche ; on le sonde de nouveau, et on obtient, le 18 décembre, 27 à droite et 36 à gauche. Enfin, le 19 décembre, on cautérise et on sonde, et la montre s'entend à 32 centimètres à droite et à 30 à gauche. Aujourd'hui, janvier 1863, M. Sequera entend parfaitement la conversation sans qu'on élève la voix ; sa physionomie a perdu l'air inquiet et attristé qui caractérise la privation de l'ouïe ; il a dîné hier à l'ambassade d'Espagne, où toutes les personnes ont été aussi ravies qu'étonnées de sa guérison. Son père le reconduit en Espagne, dont le climat ne peut que le maintenir dans l'état favorable où il se trouve.

3ᵉ CAS. Surdité dans laquelle les douches d'air n'ont été qu'un complément ou qu'un accessoire à un traitement général.

M. Henri C....., âgé de 12 ans, a passé sa première enfance dans un état presque continuel de maladie. Son père nous rapporte qu'il a eu successivement la rougeole, la scarlatine, et une affection vermineuse qui n'a cédé qu'à un traitement long et pénible. Lorsqu'il nous fut amené le 20 mai 1861, il était pâle et maigre, il avait les yeux chassieux ; les lèvres tuméfiées, et le cou garni d'un énorme chapelet de ganglions lymphatiques tuméfiés, mais dont aucun n'avait atteint la période de suppuration ; ses oreilles laissaient suinter un mucus épais séro-purulent ; sans toutefois qu'il eût les membranes du tympan perforées, malgré l'ancienneté de cette espèce d'otorrhée ; son ouïe était tellement obtuse, que son père ne pouvait se faire comprendre que par des signes, ou en lui parlant très-haut et la bouche appliquée sur ses oreilles. Cet enfant n'avait ni force physique ni énergie morale ; en un mot, il était scrofuleux dans toute la rigueur de l'expression.

Qu'aurions-nous obtenu en dirigeant les premiers soins du côté des oreilles ? Absolument rien. Aussi commençâmes-nous par combattre la maladie principale, dont la surdité n'était qu'une conséquencè, qu'un symptôme. Pour cela, l'enfant fut couvert de laine sur la peau, on le soumit à l'emploi journalier de bains tour à tour sulfureux et d'eau salée; on lui fit prendre du sirop antiscorbutique et un peu d'huile de foie de morue; et, à mesure que les forces revinrent, on lui fit faire de l'exercice en plein air et on lui administra sur tout le corps des douches d'eau simple, dont la température fut successivement abaissée jusqu'à ce qu'elle s'harmonisât avec celle de l'atmosphère.

Ce traitement, suivi avec assiduité et intelligence pendant quatre mois, eut tout le succès que nous étions en droit d'en attendre; l'ouïe toutefois ne reprit pas sa netteté normale, bien que l'otorrhée eût complétement cessé. Ce fut alors seulement que nous procédâmes au cathétérisme de la trompe, et que des douches d'air furent administrées pendant trois semaines. Au bout de ce temps, tout rentra dans l'ordre. Nous avons eu souvent occasion depuis de voir cet enfant, qui se trouve aujourd'hui dans une position satisfaisante.

4e CAS. *Surdité dont l'incurabilité a été constatée aux premières douches d'air.*

M. D....., avocat, d'un tempérament sanguin très-prononcé, vint me consulter, le 19 septembre 1862, pour une surdité dont il se trouvait atteint depuis un an à peu près. Il ne percevait les battements d'une montre qu'à 5 centimètres à gauche ; quant à l'oreille droite , elle était complétement insensible aux sons les plus aigus ; les membranes du tympan étaient d'ailleurs transparentes et offraient le ton blanc perlé qui les caractérise ; les muqueuses pituitaire et pharyngienne ne portaient aucune trace de phlegmasie ancienne.

J'examinai alors l'oreille moyenne : la sonde parcourait librement tout le trajet accessible de la trompe sans causer la moindre douleur. A la première douche, la colonne d'air se répandit aussitôt dans toute la caisse sans aucun obstacle, et vint frapper la surface interne de la membrane du tympan en faisant entendre un bruit de pluie tout à fait semblable à celui qui se produit dans l'oreille saine ; mais M. D..... n'entendit pas mieux qu'avant la douche d'air.

Je conçus dès lors une opinion défavorable de la position de M. D..... Cependant, avant de me prononcer définitivement, je voulus faire un nouvel essai ; je l'engageai alors à venir me revoir quelques jours après. Il vint effectivement ; je fis de nouvelles injections , et le résultat fut en tous points semblable au premier. Je n'hésitai point alors à lui faire part de mes craintes ; il fut obligé de m'avouer qu'il avait subitement perdu l'ouïe dans un moment où , un an auparavant, comme je viens de le dire, il avait été frappé d'un coup de sang qui l'avait tenu quelques instants tout à fait privé de sentiment.

La paralysie des nerfs auditifs et, partant, l'incurabilité de la surdité dont se trouvait atteint M. D..... étant pour moi une chose irrévocablement prouvée, je lui démontrai l'inutilité de tout traitement ; seulement, comme il a toujours la tête congestionnée, il vient me voir deux fois par mois pour se faire appliquer derrière les oreilles une ventouse qui le soulage, sans toutefois apporter aucune amélioration à l'ouïe.

Tous les malades qui sont dans le cas de M. D..... ne s'en tirent malheureusement pas d'une manière aussi heureuse. Ceux chez lesquels les douches d'air ne sont pas employées, ou ne le sont que tardivement, ont souvent à subir des traitements pénibles dont elles les auraient dispensés, comme le prouve le fait suivant, que je trouve dans les observations recueillies par mon père.

M. Bel....., employé dans une grande administration, fut frappé, en 1836, d'une apoplexie qui le priva complétement du bras gauche ; en même temps, son ouïe de ce côté se perdit au point qu'il n'entendit plus aucun son, même celui d'une forte montre appliquée directement sur le pavillon de l'oreille.

Toutes les tentatives qu'il fit pour recouvrer l'usage de son bras ayant échoué, il voulut du moins chercher à recouvrer l'ouïe, et pour cela il se décida à consulter le médecin en chef de l'hospice des Sourds-Muets, qui était alors M. Itard.

Injections dans le conduit auditif externe, violents purgatifs, ventouses scarifiées et larges vésicatoires aux épaules, moxa sur la tête, ensuite galvanisme, otite provoquée par des injections irritantes, furent employés sans aucun succès ; enfin on en vint aux injections de fumée de tabac dirigées dans l'oreille interne par la trompe d'Eustache, puis aux injections aqueuses et éthérées ; mais tout fut inutile, l'ouïe du côté gauche resta exactement dans l'état où elle s'était trouvée au moment même de l'accident, c'est-à-dire complétement perdue. M. Bel..... resta dix ans dans cette position ; mais, M. Ménière ayant succédé à M. Itard à l'hospice des Sourds-Muets, il crut devoir le consulter.

Il fut aussitôt soumis à un traitement qui ne différa pas sensiblement du premier, mais qui n'eut pas plus de résultat ; on parla alors d'une opération comme d'une tentative extrême, probablement la perforation du tympan ou la trépanation des apophyses mastoïdes. Avant de s'y décider, M. Bel... voulut avoir l'avis de mon père, qui pressentit de suite la gravité du cas. S'étant fait rendre un compte exact et détaillé, tant des circonstances au milieu desquelles l'accident était survenu, que des tentatives faites à deux reprises pour y porter remède, mon père pressentit de suite ce qui devait arriver, mais il ne se prononça aussi qu'après avoir fait plusieurs douches d'air dans l'intérieur de l'oreille par la trompe d'Eustache. Ces douches n'ayant réveillé l'ouïe en aucune manière, il n'hésita pas à déclarer à M. Bel..... que ce sens était perdu sans retour, et le dissuada de faire aucune nouvelle tentative pour le recouvrer.

Cet avis fut suivi, et M. Bel..... ne put s'empêcher de regretter de ne pas avoir plus tôt connu un moyen qui simplifiait la question et dont l'emploi, dès le début, l'aurait soustrait aux désagréments de toute sorte par lesquels il avait volontairement passé sans aucun succès.

Et remarquons bien que si, dans les deux cas que nous venons de rapporter, le pronostic était déjà rendu facile par les antécédents ou les signes commémoratifs fournis par le malade, il n'en est pas de même quand l'ouïe s'est perdue à la suite d'une maladie du labyrinthe, d'une carie des osselets, et de plusieurs autres lésions qui ont mis un obstacle insurmontable, par exemple, au libre jeu de ces derniers. Dans ces différents cas, l'intensité de la surdité et la nature des bruits ou des bourdonnements peuvent bien faire pressentir la gravité de la maladie, mais le cathétérisme et les douches d'air sont les seuls moyens d'après lesquels on peut se prononcer d'une manière à peu près absolue.

SECONDE PARTIE.

DU CATHÉTÉRISME DE LA TROMPE D'EUSTACHE.

Par les faits et les explications que contient la première partie de ce travail, nous pensons avoir suffisamment justifié les efforts que n'a cessé de faire mon père pour introduire et maintenir dans la pratique les douches d'air, non-seulement comme moyen *explorateur,* mais encore en vue d'un moyen essentiellement *curatif* dans certaines circonstances données. Comme c'est par le conduit auditif interne, autrement dit la trompe d'Eustache, bien entendu, que ces injections ont lieu, jetons un coup d'œil rapide tant sur la position que sur la conformation et la structure interne de ce conduit, pour en déduire des conséquences applicables soit aux diverses manières d'arriver à lui pour faire pénétrer les agents médicamenteux qu'on destine à l'intérieur même de l'oreille, soit aux moyens de le rendre partout accessible s'il se trouvait obstrué en tout ou sur un point quelconque de son trajet.

I. *Anatomie.* La trompe d'Eustache ou conduit guttural de l'oreille est, comme nous le savons, un conduit allongé, étroit, légèrement infléchi dans le sens oblique, se dirigeant derrière le voile du palais de haut en bas et d'arrière en avant, entre la caisse du tympan et l'arrière-gorge, qu'il met en communication. Ce conduit, qui a communément 4 centimètres ou 1 pouce et demi environ de longueur, est situé entre la partie moyenne de l'aile interne de l'apophyse ptérygoïde et la partie antérieure et supérieure du tympan, se dirigeant fort obliquement de dedans en dehors. Il représente un cône très-évasé à son extrémité gutturale, qu'on nomme le pavillon ou embouchure de la trompe, et qui s'ouvre à la partie supérieure et latérale du pharynx, derrière l'orifice postérieur du méat inférieur des fosses nasales, mais très-étroit et très-rétréci à son extrémité qui débouche dans le tympan, et qu'on appelle embouchure intra-tympanique.

Ce conduit, dont la parfaite connaissance est de la plus haute importance pour le praticien, se compose de deux parties bien distinctes, quoique continues, dont l'une est *cartilagineuse,* l'autre *osseuse.* La première, qui forme les deux tiers environ de la longueur totale du conduit, n'a pas partout les mêmes dimensions; son extrémité gutturale se termine par un bourrelet très-saillant, qui forme ce que nous avons nommé l'embouchure de la trompe, et dont le diamètre est en moyenne de 5 à 6 millimètres de haut en bas, et de 4 à 5 d'avant en arrière; puis elle diminue insensiblement pour n'a-

voir guère que 3 ou 4 millimètres de haut en bas,
et 1 seulement d'avant en arrière à l'autre extrémité
qui s'engage dans la portion osseuse.

Cette dernière, creusée en grande partie dans l'é-
paisseur même du temporal, entre le rocher et ce
qu'on appelle la portion squameuse, au-dessus du
canal carotidien, n'a que 12 ou 13 millimètres de
longueur, n'ayant d'abord, à son insertion avec la
partie cartilagineuse, que la dimension de cette dernière, à laquelle elle fait suite ; puis elle diminue tout
à coup de calibre, prend une forme allongée de haut
en bas, de dehors en dedans, pour n'avoir plus,
vers sa partie moyenne, qu'un millimètre et demi
dans sa plus grande dimension et 1 tout au plus
transversalement; elle s'élargit ensuite à mesure
qu'elle approche de la caisse, où elle s'abouche par
un orifice de forme ovale, qui peut avoir 4 millimètres environ de haut en bas et 3 seulement en travers.

Il résulte de tout ceci que la trompe d'Eustache
n'est pas, comme on le croit généralement, un simple cône qui va en diminuant de son extrémité gutturale à l'autre, mais bien un conduit rétréci à sa
partie moyenne de manière à former deux cônes,
dont l'un appartient à la partie cartilagineuse, et
l'autre à la portion osseuse, s'unissant par leur sommet au moyen de plusieurs brèches ou aspérités qui
se font remarquer sur cette dernière et qui figurent
un véritable engrenage ; leur réunion forme aussi

une légère ondulation ou un angle obtus, dont il est bon de tenir compte pour les opérations que ce conduit peut avoir à supporter.

Ainsi, en résumé, la trompe d'Eustache, d'après un terme moyen que nous avons nous-même établi sur un grand nombre de dissections, a 40 millimètres, c'est-à dire 4 centimètres ou 1 pouce et demi environ de longueur totale, dont 27 millimètres appartiennent à la partie cartilagineuse et 13 à la partie osseuse. L'embouchure de son ouverture gutturale ou du pavillon a 5 ou 6 millimètres de haut en bas et 1 de moins d'avant en arrière ; sa partie moyenne n'a guère que 3 millimètres de largeur, pour diminuer encore de 1 millimètre dans une étendue de 4 à 5, puis s'élargir et s'ouvrir dans la caisse du tympan par une ouverture de forme ovale, de 4 millimètres environ de haut en bas, et 3 seulement en travers.

Quant à la structure intime de la trompe d'Eustache, elle ne nous semble pas moins importante à être étudiée que sa conformation, car de sa connaissance découlent des faits qui doivent être pris en sérieuse considération dans la pratique des maladies de l'oreille. C'est ainsi que la partie cartilagineuse, au lieu d'être formée d'un seul morceau, se compose de deux pièces : l'une, beaucoup plus grande et plus épaisse, fixée par son sommet à la portion osseuse de la trompe, vient former par sa base une espèce de corne à laquelle s'attache le muscle péristaphylin interne ; tandis que l'autre, plus petite, mais placée en dedans, fixée également à la portion osseuse par son sommet et unie par sa base à l'aile interne de l'apophyse ptérygoïde, donne attache au muscle péristaphylin externe, de telle sorte que ces deux muscles, enroulés pour ainsi dire comme un sphincter autour de la trompe, l'embrassent exactement. Ces deux parties de la portion cartilagineuse diffèrent encore entre elles en cela, que la plus étroite est moins dense, moins serrée, et que se rapprochant en quelque sorte du tissu aponévrotique, elle peut se prêter à une légère dilatation.

Enfin l'intérieur de la trompe est aussi tapissé d'une membrane qui n'est en définitive qu'une continuation de celle du pharynx, mais qui n'offre pas le même aspect dans toute son étendue. La partie de cette membrane adhérente à la portion cartilagineuse est véritablement muqueuse comme celle qui tapisse l'arrière-gorge et les fosses nasales, et forme une sorte de bourrelet autour du pavillon ; tandis que celle qui tapisse l'intérieur de la portion osseuse, plus mince, plus lisse, semble plutôt appartenir aux membranes séreuses, comme celle de l'intérieur de la caisse, qui adhère tellement aux os qu'il est difficile de l'enlever.

Aussi la sécrétion fournie par cette membrane de l'intérieur de la trompe diffère-t-elle suivant le point où on l'observe : épaisse, comme glutineuse, dans la portion gutturale, elle devient claire et fluide dans toute l'étendue de la portion osseuse. Il devait nécessairement en être ainsi : la partie de la trompe qui débouche dans le pharynx avait besoin d'être tapissée d'un mucus épais, qui modifiât l'irruption trop brusque et la température de l'air extérieur avant son entrée dans la caisse, de même que la portion osseuse eût été trop souvent bouchée, si étroite qu'elle est, si le fluide qui la lubréfie avait eu plus de consistance qu'une simple sérosité.

Ce n'est pas tout : l'âge du sujet, le développement de la face, la forme même de la tête, modifient quelquefois tellement la longueur et l'ampleur de la voûte palatine, que l'on rencontre rarement deux personnes chez lesquelles l'ouverture gutturale de la trompe d'Eustache soit située à la même distance de l'épine nasale antérieure ; par exemple, on doit se rappeler que les fosses nasales s'agrandissent dans toutes les directions par les progrès de l'âge, mais qu'elles augmentent surtout de haut en bas et d'avant en arrière: d'où il résulte que l'ouverture de la trompe est située plus profondément, et que la sonde qui doit l'atteindre doit avoir plus de longueur à mesure que le malade est plus avancé en âge.

On peut aussi dire avec raison que plus la saillie de l'occipital est considérable, plus le méat auditif est antérieur, et plus le plancher des fosses nasales est court.

Cette brièveté de l'apophyse palatine et de la

portion horizontale de l'os palatin se rencontre chez les individus qui ont la face large, le nez épaté, tandis que ceux qui ont le nez busqué, la face étroite et saillante, les arcades zygomatiques fort allongées, sont dans une position contraire ; dans tous les cas, la forme extérieure du nez est toujours une chose à prendre en sérieuse considération, car il est de règle constante que la saillie du cartilage qui forme sa partie antérieure est l'indice de l'inclinaison latérale de la cloison médiane.

On voit donc, par tout ce que nous venons de dire sur les variétés de conformation que chaque individu peut offrir, combien il est difficile de prévoir rigoureusement le point exact qu'occupe au fond de la cavité naso-pharyngienne l'ouverture de la trompe d'Eustache, et combien peuvent être illusoires les divers moyens de mensuration extérieure proposés par plusieurs auteurs. L'habitude en fera plus saisir à ce sujet, au premier coup d'œil, que toutes les indications que nous pourrions établir.

Il reste maintenant une question importante à résoudre, c'est celle-ci : Quelle direction prendrait une ligne qui continuerait sa marche en sortant de la trompe à son embouchure dans la caisse ? irait-elle en déviant au tympan, ou bien aboutirait-elle droit aux cellules mastoïdiennes ? Des nombreuses expériences qu'a faites mon père à ce sujet, il résulte que cette dernière disposition est la plus commune. C'est une des raisons sur lesquelles on peut se fonder pour donner la préférence aux douches d'air administrées dans la caisse sur les injections aqueuses, car ces dernières, suivant l'impulsion qu'elles ont reçue, doivent nécessairement s'infiltrer dans les cellules mastoïdiennes, où leur séjour ne peut qu'être nuisible ; ce qui n'est point à craindre des douches d'air. C'est ce qu'a très-bien compris M. le Dr Bonnafont, qui s'en exprime ainsi dans son ouvrage déjà cité (p. 53) :

« J'ai fait ces expériences pour répondre à une assertion de M. Kramer, qui prétend (*Traité des maladies de l'oreille,* p. 196) que si un stylet est introduit par la trompe jusqu'à la caisse, son extrémité va frapper directement la membrane du tympan. Après avoir répété plus de cent fois cette expérience sur le cadavre, j'ai toujours vu que le stylet se dirigeait vers les cellules mastoïdiennes, en passant derrière le tendon réfléchi du muscle interne du marteau et de la longue branche de l'enclume. Cette disposition anatomique, qui a été omise, est cependant d'une grande importance pratique, puisque, dans le traitement par les injections des maladies de l'oreille moyenne, elle m'explique pourquoi les injections liquides ont été si souvent nuisibles, tandis que celles administrées sous forme de gaz ont été bien préférables. M. Deleau, qui le premier a fait cette substitution dans la thérapeutique des cophoses, a donc rendu un service que tous ceux qui se livrent à l'étude des maladies de l'oreille doivent hautement reconnaître. »

II. *Cathétérisme de la trompe d'Eustache dans son état normal.* Il en a été de la découverte de la trompe d'Eustache comme d'une foule d'autres choses : cette découverte faite, on fut un siècle à s'entendre sur ses véritables fonctions, et, ces fonctions reconnues, un siècle au moins s'écoula encore avant qu'on en déduisît des conséquences sérieusement applicables au traitement des maladies de l'oreille, ou, pour être plus explicite, au traitement de la surdité.

Valsalva et quelques autres anatomistes avaient bien pressenti ces conséquences, lorsqu'ils conseillaient de diriger des vapeurs de tabac et autres substances dans la gorge en faisant une forte expiration, la bouche et le nez étant fermés avec force ; mais ce n'est véritablement qu'au commencement du siècle dernier, vers 1724, qu'un nommé Guyot, alors maître de poste à Versailles, atteint d'une surdité assez prononcée, se mit en tête d'étudier l'appareil de l'audition et eut l'idée de se guérir par des injections dans la trompe d'Eustache. Il fit en conséquence fabriquer un instrument conforme à ses vues, et dont la pièce principale, disent les commissaires de l'Académie auxquels il le soumit, est une pompe de laquelle part un tuyau recourbé que l'on insinue au fond de la bouche, derrière et en dessous du voile du palais, pour l'appliquer au canal de communication que l'on veut injecter. Il paraît toutefois que les commissaires de l'Académie ne furent pas très-convaincus de la possibilité d'injecter un liquide dans l'intérieur de l'oreille en sondant la trompe par la bouche, et surtout avec l'instrument que leur présenta Guyot, puisqu'ils déclarèrent que cet instrument ne pouvait guère servir qu'à *laver l'embouchure de la trompe.*

Les choses en restèrent là une trentaine d'années; alors deux médecins anglais, Douglas et Cleland, puis un médecin français du nom de Leschevin (*Prix de l'Académie de chirurgie,* tome IV), montrèrent très-bien, dans des leçons d'anatomie, la possibilité d'arriver à la trompe par les narines, et Wathen (*Transactions philosophiques,* 1755) ne laissa aucun doute à cet égard, puisqu'il déclare l'avoir injectée sur plusieurs malades, dont quelques-uns en on retiré des avantages. Comment s'y prenait-il? quel liquide injectait-il? On manque de renseignements précis à ce sujet.

Aussi le cathétérisme de la trompe, bien, il faut l'avouer, que parfaitement établi en principe, n'en fut pas moins laissé dans un tel oubli, que, vers 1795, un médecin du nom de Lentin publia, dans le 2e volume des *Commentaires de la Société de Gœttingue,* un mémoire en latin sur un essai pour guérir les maladies de l'ouïe (*Tentamen *vitiis auditûs medendi*). Il y décrit son moyen, qui consiste à introduire derrière le voile du palais, jusqu'à l'orifice de la trompe, une éponge imbibée d'un liquide détersif, et à passer à diverses reprises cette éponge sur son orifice, dans l'intention de la nettoyer des mucosités qui pouvaient l'obstruer. Cette méthode avait, comme on le voit, tous les inconvénients de celle du maître de poste, sans en avoir les avantages; elle ne contribua donc en rien à rappeler l'attention des praticiens sur cette importante question.

C'est ainsi que Sabatier pensa qu'il fallait de nouvelles recherches pour savoir si les injections peuvent réellement être portées dans la trompe par la bouche; que Portal, qui a présidé l'Académie actuelle de Médecine, à la fondation de laquelle il a eu la gloire d'avoir puissamment contribué, déclare, dans son *Précis de chirurgie pratique*, qu'il n'était pas plus possible d'injecter la trompe par le nez que par la bouche; que Bell (*Cours de chirurgie*, tome IV), se fondant moins sur les difficultés anatomiques que sur la sensibilité des parties, émet la même opinion; qu'un médecin de Marseille, du nom de Trucy, soutint au commencement de ce siècle, devant l'École de Médecine de Paris, une thèse inaugurale dans laquelle il cherche à démontrer que les injections de la trompe d'Eustache étant *un moyen illusoire* dont on ne peut raisonnablement attendre aucun succès, il est préférable, dans les cas d'obstruction de ce conduit, de perforer la membrane du tympan, etc. etc.

Le seul chirurgien auquel on peut raisonnablement attribuer un cathétérisme raisonné de la trompe est l'illustre Boyer, ancien chirurgien en chef de l'hôpital de la Charité, puisque cette opération, dont il indiquait d'ailleurs tous les avantages et tous les temps dans ses cours, se trouve très-minutieusement décrite dans la première édition (tome VI, page 391) de son *Traité des maladies chirurgicales*, qui a paru en 1818, trois ans conséquemment avant l'ouvrage de M. Itard, qui n'a été imprimé qu'en 1821, lorsque le procédé de Boyer avait déjà reçu un grand retentissement par la publication de son ouvrage et par l'article que lui avait consacré, dans le grand *Dictionnaire des sciences médicales*, un médecin de Lyon, M. Saissy, qui se livrait alors, avec un véritable succès, au traitement des maladies de l'oreille.

C'est par le nez, bien entendu, que Boyer injectait le conduit d'Eustache. Le siphon dont il se servait a une ligne et demie ou 4 millimètres de diamètre, 4 pouces ou 11 centimètres de long; les 3 derniers centimètres sont courbés et forment avec le reste un angle de 136 degrés. L'autre extrémité, destinée à rester en dehors, porte un écrou qui doit être monté sur la vis de la seringue; une petite patte, correspondant à la concavité de l'autre bout du siphon, sert à en faire connaître la situation lorsqu'il est caché dans la narine. Quand ce siphon est introduit, on lui adapte une seringue remplie d'eau tiède, et on fait l'injection.

Le procédé de Boyer était à peine connu, que le même M. Saissy, dont nous venons de parler, substitua au siphon de l'éminent chirurgien de la Charité des sondes recourbées en forme d'*S* italique. Cette modification, que la disposition anatomique des organes à parcourir ne justifiait en rien, n'eut aucun succès et fut bientôt abandonnée par les douleurs que la pression des courbures de la sonde occasionnait nécessairement sur les parois des fosses nasales.

C'est alors que, pour éviter aux malades les douleurs résultant de la pression d'un corps métallique sur des parties aussi sensibles, mon père eut, dès ses premiers essais sur le traitement des maladies de l'oreille, l'idée de substituer aux sondes d'argent des sondes de gomme élastique.

Cette substitution était en vérité trop simple pour être adoptée de suite par les praticiens, qui n'en avaient pas plus eu l'idée que des injections d'air. On a dit et on répète encore aujourd'hui qu'une sonde de gomme élastique n'offrirait jamais la rigidité nécessaire pour une opération qui doit s'exécuter, autant que possible, sans tâtonnement ; et quand on fut obligé de reconnaître que ladite sonde garnie d'un mandrin avait la résistance d'une sonde d'argent, sans en avoir la dureté, on répondit que l'extraction du mandrin devait être dégoûtante et douloureuse pour le malade ; enfin on finit par dire que cette extraction du mandrin pouvait, dans bien des cas, faire sortir l'extrémité de la sonde du pavillon où elle se trouvait engagée, comme si on n'avait pas paré à la possibilité de cet inconvénient par un moyen quelconque de fixation de la sonde à la narine, qui l'empêchât de dévier.

Mais un immense avantage des sondes flexibles, avantage qu'on s'est bien gardé de nier, parce qu'en le niant, il eût fallu en parler et en tenir compte, c'est la faculté qu'elles ont de pénétrer de 7 à 8 millimètres plus avant dans la trompe que les sondes métalliques. En effet, et ceci est tout à fait incontestable : comme ces dernières n'arrivent à l'embouchure de la trompe qu'à la faveur de leur courbure, il est évident qu'une fois qu'elles ont cheminé d'un centimètre dans le canal, leur courbure devient un obstacle insurmontable à ce qu'elles avancent davantage, tandis qu'en retirant un peu le mandrin des nôtres, leur bout devenant libre se redresse pour suivre la ligne droite de ce canal.

Aucune de ces objections n'est donc fondée ; mais y en eût-il une d'admissible, qu'elle se trouverait amplement compensée par l'avantage que nous venons de signaler et par le peu de douleur, le peu de gêne, qu'occasionne une substance douce comme le tissu en question, qui, une fois dégagée de son mandrin conducteur, se moule sur les parties, sans préjudice pour le canal dont elle est creusée pour

laisser passer la substance à injecter. C'est aussi ce
que le plus simple raisonnement devait faire prévoir, et ce que reconnaissent les malades qui viennent à nous après avoir eu recours aux praticiens
qui agissent différemment.

Et certes, en cela nous ne voulons pas dire
qu'il y ait un grand inconvénient à se servir d'une
sonde d'argent ; mais nous croyons pouvoir sou-
tenir que, puisque les sondes en gomme élastique
remplissent aussi bien l'office que celles en métal,
elles doivent avoir sur ces dernières une préférence basée sur les raisons que nous avons développées plus haut.

Que les praticiens qui n'ont pas acquis par
l'habitude la dextérité nécessaire en pareil cas
aiment mieux se servir des sondes métalliques,
nous le concevrons jusqu'à un certain point ; mais
le spécialiste auquel l'opération est devenue fa-
milière, et qui aura reconnu la nécessité de
laisser un certain temps la sonde à demeure,
trouvera dans nos sondes flexibles, qui se mou-
lent exactement sur les parties et en suivent les
diverses inflexions, comme on le voit par la planche ci-jointe, d'immenses avantages. Un de ces
avantages consiste encore en ceci : 1° que la sonde
flexible une fois introduite et fixée à l'aile du nez,
l'opéré peut remuer et même ployer la portion de
sonde qui reste visible à l'extérieur, sans avoir à
craindre la moindre blessure ; 2° que dans les cas

de conformation vicieuse des fosses nasales, elle peut à l'instant recevoir toutes sortes de courbures.

C'est en vain qu'on dira que les sondes une fois en place, il n'est jamais nécessaire de leur imprimer aucun mouvement; à cela nous répondrons que si ces mouvements ne sont pas nécessaires, il n'est pas dépendant de la volonté de l'opérateur de les éviter. Nous voyons tous les jours des malades, aussitôt la sonde introduite, porter immédiatement la main vers le nez par un mouvement instinctif difficile à réprimer.

Nous rencontrons si souvent des cas où les accidents de cette nature pourraient arriver, malgré toutes les précautions que l'on prend, que nous ne concevons pas comment ils n'arrivent pas plus souvent quand on se sert de sondes métalliques.

Quant à la crainte qu'on semble avoir qu'en faisant pénétrer nos sondes, elles ne trouvent une telle résistance de la part des parois du canal que le mandrin chemine seul, laissant le tube engagé derrière lui, ou bien que le mandrin dans son retrait n'entraîne avec lui le bec de la sonde par l'inflexion forcée qu'il lui communique en la parcourant de sa courbure dans toute son étendue; quant à cette double crainte, disons-nous, elle ne serait fondée que si on supposait que le rapport de nos mandrins à nos sondes n'a pas été assez bien calculé pour que les premiers aient à la fois assez de force pour offrir une suffisante résistance, et assez de liberté pour avancer ou rétrograder aisément suivant le besoin.

Quoi qu'il en soit, voici la description des instruments dont nous nous servons habituellement, tels qu'ils doivent être avant le cathétérisme, et tels qu'ils sont après leur sortie des fosses nasales.

Pour les adultes, nos sondes ont généralement de 13 à 15 centimètres (5 pouces à 5 pouces et demi) de longueur; leur diamètre, 2 millimètres et demi ou une ligne.

Leurs qualités indispensables sont la flexibilité et le poli; l'extrémité qui doit être introduite dans la trompe est ouverte et arrondie, mais son ouverture est un peu rétrécie, pour retenir le mandrin et l'empêcher de faire saillie. Pour les enfants de 4 à 8 ans, la longueur et le diamètre sont nécessairement moindres. Les mandrins ne sont autre chose que des fils d'argent ou d'or, du diamètre des ouvertures des sondes; ils portent à l'extrémité qui doit rester en dehors un anneau destiné à maintenir l'algalie et à guider son bec pendant l'opération.

Quant à la courbure, elle commence à 9 centimètres de l'ouverture qui touche à l'anneau, et va insensiblement en augmentant jusqu'à ce que l'extrémité se soit éloignée de 2 centimètres de la ligne droite représentée par la sonde; cette courbure est proportionnellement moins prononcée pour les enfants. Lorsque ces sondes sont de bonne qualité, et qu'elles sont restées quelques minutes dans la trompe, elles conservent la forme qu'elles viennent de prendre, et leur bec est beaucoup augmenté. Quand elles doivent servir à une injection, on leur ajoute un embout en forme d'entonnoir destiné à recevoir la substance à injecter. Exposons maintenant la méthode opératoire que nous employons le plus habituellement.

Le malade, placé en face d'une croisée, sur un fauteuil dont le dossier est garni d'un appui-tête, fait son possible pour n'opérer aucun mouvement de contraction dans les muscles du cou, dans les releveurs de la mâchoire inférieure, et surtout dans ceux qui servent à la déglutition. L'opérateur, placé à sa droite, tient la sonde comme une plume à écrire : la concavité de l'instrument regardant la face dorsale des doigts tournés en bas ; la partie convexe, tournée en haut, est dans une position horizontale. Elle a été au préalable enduite d'un mucilage de gomme.

La main gauche passe devant le front du malade, et le doigt indicateur appuie légèrement sur l'extrémité du nez, qu'il relève. La sonde est introduite dans la narine ; le bec suit le plancher des fosses nasales dans le méat inférieur.

Après un peu moins de 5 centimètres et demi (2 pouces et quelques lignes environ) de marche, elle touche le voile du palais, et on la sent plonger dans le pharynx ; c'est alors qu'il faut s'arrêter. C'est ce que nous appelons le *premier* temps de l'opération.

Quelques malades éprouvent un effort de toux qui, s'il est réellement irrésistible, dénote que la sonde, n'ayant pas été arrêtée à temps, est descendue sur la face postérieure du palais ; il faut remonter son bec, et à l'instant le tourner en dehors et un peu en haut. Il s'engage dans le pavillon de la trompe, en suivant une gouttière formée par les muscles péri-staphylins interne et externe. La sonde est alors appuyée, on sent qu'elle reste en place ; si l'on possède un tact fin, on perçoit même son mouvement d'introduction dans le conduit guttural. C'est pour nous le *second* temps de l'opération ; c'était le second et le dernier avant nous. Il en est encore deux autres qui font réellement du cathétérisme de la trompe d'Eustache une opération nouvelle et remarquable par ses résultats rationnels et pratiques. Voici en quoi ils consistent.

La main gauche, placée sur le front, descend un peu, le pouce et l'indicateur saisissent la sonde à l'extrémité, les mêmes doigts de la main droite se reportent sur l'anneau du mandrin tenu fixe et avec fermeté. C'est alors que la sonde peut être poussée dans la trompe, étant toujours dirigée en haut par la courbure du mandrin ; elle quitte le fil d'argent, et si la manœuvre est bien exécutée, on la voit s'éloigner de l'anneau d'un centimètre et demi et même plus. (Voyez la planche.) C'est pendant cette seconde introduction que le malade porte sa main sur son oreille ; il éprouve du chatouillement dans

le conduit auditif externe ou même une légère douleur qui lui semble être un peu profonde, ce qui
prouve que l'opération a réussi. C'est ce qui fait
notre *troisième* temps.

Le *quatrième* temps consiste à extraire le mandrin. On le retire légèrement de son fourreau, et
à mesure qu'on l'extrait, on l'incline sur la joue
du côté de l'oreille sondée ; on s'en débarrasse en
le donnant à un aide ; on maintient la sonde solidement fixée à l'aile du nez par une petite pince ; on
place le pavillon destiné à recevoir l'embout de l'in-
jecteur, et l'opération est terminée. Enfin, ayant
obtenu de la sonde tous les renseignements désir-
rables sur l'état des parties, ou s'en étant servi pour
une douche quelconque, on l'extrait sans qu'il soit
nécessaire de prendre d'autre précaution qu'un peu
de lenteur.

On a reproché à ce procédé que, dans le premier
temps, la sonde était inutilement enfoncée au delà
des fosses nasales jusqu'au pharynx, et ne pouvait
ainsi que provoquer la toux ou l'éternument. Cela
peut arriver ; mais, en agissant comme nous le con-
seillons, nous donnons un moyen certain de connaître le point précis où en est la sonde, puisque
son pavillon se trouvant précisément au-dessus du
vide qui s'ouvre derrière le voile du palais, on est
sûr qu'aussitôt qu'on reconnaît ce vide, on n'a qu'à
relever le bec, le retourner en dehors et un peu en
haut en lui faisant décrire un demi-quart de cercle

environ, et on arrive droit au point cherché; ce qui est moins certain quand on veut y arriver d'emblée. C'est pourtant ce que nous faisons souvent par la grande habitude que nous avons de cette opération, mais ce qui nous paraît imprudent de conseiller aux personnes moins exercées que nous. Quant au conseil que donne M. Triquet (ouvr. cité, p. 81) de faire exécuter à la sonde le mouvement de rotation quand on arrive au milieu même des fosses nasales, nous le croyons dangereux, parce qu'alors on se prive d'une indication précise pour arriver au but.

Si la narine qui correspond à l'oreille qu'on veut sonder est oblitérée par une déviation ou une altération quelconques, nous pénétrons par l'autre narine avec une sonde plus longue, un peu plus recourbée que nos sondes ordinaires, et ayant le bec légèrement renversé du côté de la convexité, de manière à former une seconde légère courbure en sens opposé de la première. On fait alors marcher la sonde, la concavité tournée en bas et en dedans, le long du bord inférieur de la cloison. Une fois qu'on sent le bec plonger dans le pharynx, on imprime à la sonde un mouvement de rotation de manière que son bec se relève et se porte en dedans; lorsqu'il est à peu près horizontal, on appuie la sonde sur la partie inférieure et postérieure de la cloison nasale, et on arrive à la trompe. Pour retirer le mandrin, il faut le forcer à se redresser un peu en le tirant horizontalement, la sonde étant bien retenue fixe. Pour exécuter cette petite manœuvre, on est obligé d'appuyer sur le bord postérieur de la cloison nasale. Cette compression n'est que très-peu douloureuse, parce qu'on a eu le soin de choisir pour mandrin un fil d'argent bien recuit et d'une grosseur médiocre.

Ce procédé, que mon père a exécuté pour la première fois en 1821, et qu'il a consigné dans le numéro de février 1827 de la *Revue médicale,* est pour nous d'une exécution si facile, que nous ne concevons pas comment on a pu non-seulement en contester la possibilité, mais même ne pas l'adopter. Aussi, n'ayant à lui substituer que le cathétérisme par la bouche, un auteur moderne que nous venons de citer a mieux aimé ne pas en parler que de chercher à le remplacer par un moyen plus simple.

Pour réussir à pratiquer les opérations que nous venons de décrire, promptement et sans produire de sensations désagréables, parfois douloureuses, dans les fosses nasales, il faut avoir acquis par la pratique une habitude de sonder telle qu'on puisse arriver de suite dans la trompe d'Eustache, non en cherchant à mesurer si on est parvenu vis-à-vis ce canal, mais plutôt en jugeant par les sensations que l'on éprouve et par les divers mouvements du malade, car la moindre inclinaison de la tête, faite par celui-ci, a bientôt fait perdre de vue toutes sortes de proportions, tandis que le toucher peut toujours s'exercer et servir à ramener de suite la sonde dans une direction et à une profondeur convenables.

Il arrive quelquefois que, le pavillon étant naturellement ou accidentellement très-resserré, la sonde
se trouve trop grosse et ne peut pénétrer : alors,
aussitôt qu'on a retiré le mandrin, elle retombe dans
l'arrière-bouche. On juge aisément par le tact que
ce petit accident doit arriver, parce qu'on en est
averti par l'impossibilité qu'on éprouve de faire
glisser la sonde sur le mandrin, en maintenant toujours celui-ci dans la même position : la résistance
qu'on éprouve est semblable à celle qui se fait sentir quand l'extrémité de l'instrument appuie sur les
parois du pharynx. Il est alors inutile de faire des
efforts qui seraient fatigants pour le malade ; il vaut
mieux recourir de suite à un instrument de plus petite dimension.

Il faut encore être averti que quoi qu'on fasse,
on rencontre des malades si irritables, que le simple
passage de la sonde par les fosses nasales occasionne
chez eux un vif chatouillement, une sensation
même douloureuse, qui excite les contractions de
tous les muscles de la tête, des soulèvements du
diaphragme, et parfois des vomissements. Il y aurait alors de l'imprudence à continuer ; il vaut
mieux suspendre un instant et attendre pour continuer que le calme soit arrivé.

C'est surtout chez les enfants qu'il faut user de
toute son habileté, d'abord pour ne pas les rebuter
par des tâtonnements infructueux, ensuite parce

que chez eux la muqueuse est quelquefois tellement
susceptible, que le plus léger contact d'un corps
étranger occasionne des éternuments sans fin. Nous
ne voyons pas à quel point est sérieux le conseil que
donne M. Bonnafont (page 73) d'engager les parents
à se passer une sonde dans le nez pour montrer aux
enfants que cette introduction n'est nullement douloureuse. Nous n'avons jamais eu l'idée de donner
un pareil conseil ; mais nous partageons en tous
points l'opinion de ce médecin, qui regarde comme
inutiles et capables d'augmenter la crainte et la
répugnance des malades les divers appareils proposés par Itard et Kramer pour tenir la sonde en
place. Notre petite pince nous a toujours suffi ;
la prétention qu'avait M. Ménière de la tenir assez
solidement fixée par la main, même quand il y a des
insufflations ou des corps dilatants à introduire,
nous a toujours paru aussi présomptueuse qu'im-
prudente.

Telles sont en général les conditions anatomiques
dans lesquelles se présente ordinairement la trompe
d'Eustache, et qui doivent servir de guide, dans la
majorité des cas, au praticien. Ces conditions sont
néanmoins très-sujettes à varier ; car, ainsi que l'a
judicieusement fait observer mon père, il est des cas
exceptionnels de conformation qui ne sont pas plus
étrangers aux fosses nasales qu'aux autres ouvertures qui conduisent dans l'intérieur de quelques-
uns de nos organes. L'orbite, la bouche, le conduit

auditif, n'ont pas la même étendue chez tous les individus. Il en est de même du méat inférieur : la partie libre du cornet qui contribue à le former se rapproche plus ou moins de la cloison nasale ; quelquefois il s'en éloigne au point que le méat en question n'offre qu'une fente verticale qui permet encore l'introduction d'une sonde , mais elle ne présente pas assez d'espace pour exécuter les mouvements indispensables à l'engagement du bec de cette sonde dans le pavillon de la trompe.

Cette ouverture n'est pas non plus toujours droite : elle est quelquefois assez sinueuse pour rendre tout à fait impossible le premier temps du cathétérisme. Le cornet inférieur semble aussi parfois obéir, dans ses déviations, à la cloison nasale, qui n'occupe pas toujours la ligne médiane de l'intérieur du nez ; mais alors, si une fosse nasale est rétrécie, l'autre s'éloigne de l'état normal dans un excès contraire. Le rapport des diverses parties que nous venons de décrire peut encore varier par suite d'une foule de cas pathologiques, tels que des polypes, des exostoses, un développement anormal des amygdales, des cicatrices irrégulières. On a aussi vu l'ouverture de la trompe faire complétement défaut ou être réduite à une sorte de pertuis tout à fait inaccessible, etc. etc.

III. *Cathétérisme ayant pour but la dilatation ou la désobstruction de la trompe.* **Dans tout ce qui** précède sur le cathétérisme, nous avons supposé la trompe d'Eustache libre, et nous avons surtout envisagé cette opération comme un moyen de faire parvenir à l'intérieur de l'oreille un agent quelconque, gazeux ou liquide, destiné soit à explorer cette cavité, soit à agir sur elle comme médicament. Mais il s'en faut qu'il en soit toujours ainsi ; car un tiers, si ce n'est pas plus, des cas de surdité acquise reconnaissent pour cause ou une oblitération complète ou un simple rétrécissement de ce conduit.

Nous ne parlons pas ici, bien entendu, des cas dans lesquels cette oblitération n'est que la conséquence d'un état pathologique des organes avoisinant le conduit, comme un développement anormal des amygdales, des polypes, un engorgement inflammatoire ou œdémateux de la muqueuse naso-pharyngienne qui s'est propagé jusqu'à lui, des tumeurs cancéreuses ou autres développées entre les piliers du voile du palais ou dans le pharynx même, etc. Cette oblitération ne peut être combattue, comme on le pense bien, que par la destruction de sa cause. Tout ce qui se rattache à ce sujet a été si habilement traité dans les écrits de nos maîtres modernes, que le plus habile spécialiste n'y saurait rien ajouter ; aussi n'avons-nous à envisager l'oblitération de la trompe que comme un état qui lui est propre, bien que se liant souvent, très-souvent même, ainsi que nous l'avons déjà dit, à un état général de l'économie.

Or cette oblitération peut tenir à deux circonstances: à des matières déposées dans le canal, comme du sang, du pus, des mucosités, des matières crétacées, ou à un épaississement du canal lui-même, de sa membrane intérieure surtout. Ce dernier état peut être purement inflammatoire, et céder aux moyens que la science indique à cet égard ; mais il peut aussi, ce qui arrive le plus ordinairement, consister en une sorte d'hypertrophie contre laquelle les antiphlogistiques et les révulsifs les plus énergiques ne peuvent rien, qu'ils ne feraient même qu'aggraver. Il faut alors de toute nécessité, comme dans l'autre circonstance, désobstruer le conduit. Trois moyens se présentent pour cela : des injections liquides ou gazeuses, l'introduction de corps cylindriques, la cautérisation.

1° Aussitôt qu'il fut bien établi qu'une sonde creuse pouvait être introduite dans le pavillon de la trompe, on songea nécessairement à diriger un jet liquide contre la partie de ce conduit que cette sonde ne pouvait atteindre, dans le but de détruire les obstacles que rencontrait l'air à pénétrer dans l'oreille interne. Malheureusement, si ces injections entraînent après elles du pus, des mucosités, nonseulement elles ne peuvent rien contre les rétrécissements occasionnés par un épaississement de la muqueuse, mais elles les aggravent souvent.

Mon père aussi, dans le début de sa carrière, partagea l'espoir de les utiliser: mais une triste expérience lui apprit bientôt combien il fallait en diminuer des succès attribués à ce moyen désobstruant, et il reconnut que de ces deux choses l'une : ou bien les injections doivent être poussées avec force pour vaincre l'obstacle, et alors, comme le fait avec raison remarquer Vidal (de Cassis), « elles agissent sur le tympan, sur les fenêtres ronde et ovale, et peuvent ainsi nuire aux membranes délicates en rapport avec ces ouvertures ; » ou bien elles sont poussées avec douceur, et leur effet devient nul pour l'obstacle, le liquide rétrogradant entre les parois du conduit et la sonde. Bien plus, quand elles arrivent jusqu'à l'intérieur de l'oreille, le séjour du liquide y est toujours nuisible. Pour en être convaincu, il suffit de lire, dans le numéro d'août de la *Revue médicale* de 1827, le tableau que Itard trace lui-même des phénomènes morbides occasionnés par l'eau poussée dans l'oreille moyenne, tant pour dilater le conduit que pour agir consécutivement sur les parties situées dans l'intérieur ; tableau dont le fait suivant, extrait par mon père des rapports du médecin en chef des Sourds-Muets à l'administration, n'est qu'une très-faible esquisse (M. Itard laisse parler le malade lui-même).

«Le premier accès de surdité remonte à l'année 1808, j'avais alors 14 ans. Un jour, étant en classe, je fus surpris de ne plus distinguer les paroles de mon professeur. Cet état dura une quinzaine de jours, puis mon ouïe s'améliora un peu. On me conduisit à Bagnères. On m'y fit prendre les bains d'eau sulfureuse; j'y redevins presque sourd; plus tard l'ouïe revint. Aucune altération remarquable n'eut lieu depuis cette époque jusqu'en 1822.

« Me trouvant à Londres à cette époque, j'y éprouvai un affaiblissement sensible. Depuis, je crois que mon ouïe n'a jamais été que par de rares intervalles dans un état normal..... A la fin d'un séjour à Rome, de 1823 à 1829, ayant beaucoup souffert de ce climat irritant, sous lequel j'avais à subir des excès de travail et de veille, je fus atteint d'une affection gastrique.

« Mon ouïe s'altéra plus fréquemment et s'affaiblit au point que mon infirmité devint sensible à toutes les personnes qui s'entretenaient avec moi. C'était surtout vers six à sept heures du soir qu'elle était plus complète. Un séton me fut appliqué sans succès. Ayant quitté Rome le 2 avril 1829, le lendemain, à 50 lieues de cette ville, où j'avais tant souffert, mon ouïe était revenue à son état naturel.

« A mon arrivée en France, j'eus recours aux soins de M. le Dr Itard. Mon oreille droite ayant été de tout temps plus affectée que l'autre, ce fut cette oreille sur laquelle M. Itard exerça une suite d'opérations douloureuses; il m'insuffla, par le moyen de sondes creuses introduites dans le nez, l'eau froide, l'eau chaude, l'éther, la vapeur, etc. Je crois avoir, dans la durée du traitement, recouvré l'ouïe à droite, mais elle y redevint bientôt plus complétement insensible qu'auparavant, et M. Itard, découragé, s'abstint de toucher à l'oreille gauche. »

Le 16 juillet 1833, le sujet de cette observation vint me consulter, dit mon père. Depuis quelques mois, la maladie d'oreille avait fait de grands progrès ; il n'entendait plus le battement d'une montre qu'à 7 pouces (18 centimètres) du pavillon. Quand cette oreille eut été sondée et douchée avec l'air, la montre put être placée à l'instant à la distance de la longueur du bras. Nous fîmes de nouveaux essais sur l'oreille droite, l'air parvint bien dans la caisse ; mais ce fut en vain, l'organe était perdu depuis les douches d'eau. M. G..... me quitta donc avec une bonne oreille, quoiqu'il n'eût pas voulu se soumettre à tous les remèdes que je proposais. Je pourrais multiplier les observations du même genre, si je n'avais pas indiqué le répertoire de M. le Dr Itard, qui en contient plusieurs autres du même genre.

Force donc fut à mon père de s'en tenir, dans bien des cas, aux injections d'*air*, qui, si elles ne suffisent pas toujours pour ramener à son état naturel le conduit oblitéré ou rétréci, pénètrent plus sûrement l'obstacle par leur excessive ténuité, et ont du moins cet immense avantage de mettre l'oreille interne en rapport avec son modificateur fonctionnel ; avan-

tage que nous pensons avoir suffisamment démontré
dans la première partie de ce travail, et dont nous
avons donné des preuves irrécusables, ne fût-ce que
par l'observation de M. Ménière lui-même, à laquelle nous pourrions en joindre une centaine
d'autres de même nature.

2° Une chose qui a dû aussi se présenter naturellement à l'esprit des praticiens qui ont cherché à
ramener le traitement des affections de l'ouïe à des
vues rationnelles, c'est d'appliquer aux oblitérations
de la trompe d'Eustache les moyens généralement
employés pour les rétrécissements de l'urèthre :
c'est-à-dire les corps *dilatants,* comme les cordes à
boyau, les bougies de gomme élastique.

C'est effectivement ce qui a eu lieu, et ce à quoi
on est quelquefois obligé d'avoir recours, toujours,
bien entendu, quand les moyens thérapeutiques
appropriés à la cause des rétrécissements ont été
employés sans succès, c'est-à-dire quand le rétrécissement existe par lui-même. Mais, chose à laquelle
on n'a jamais fait suffisamment attention, et que mon
père n'a même pas assez invoquée en faveur de la
substitution qu'il a faite des sondes de gomme élastique aux sondes métalliques, c'est que si le canal
de l'urèthre, membraneux dans la plus grande partie
de son trajet et flexible d'un bout à l'autre, peut se
mouler sur une sonde courbe, comme nous l'avons
démontré ailleurs, ou perdre ses courbures devant

une sonde droite, il n'en est pas de même de la trompe d'Eustache, dans laquelle on ne peut pénétrer que par une sonde courbée à une de ses extrémités, et qui ne peut dépasser certaine limite par le fait même de cette courbure.

Aussi est-on obligé de faire pénétrer les bougies au moyen des sondes employées comme moyen conducteur. Mais, comme ces sondes, par leur courbure, donnent aux bougies une direction qui n'est pas celle du canal malade, ces dernières, à leur sortie de la sonde, buttent contre les parois de ce canal et prennent avec tant de peine la bonne direction, que beaucoup de praticiens aiment mieux renoncer à leur emploi que de brusquer une opération dont l'issue est douteuse. (Voyez la planche.)

Il n'en saurait être de même, comme on le pense bien, avec nos sondes en gomme élastique : la portion de ces sondes que nous laissons libre par le retrait du mandrin s'engage assez dans la partie osseuse du canal pour prendre sa direction et servir ainsi de conducteur naturel aux bougies.

C'est probablement ce qui nous explique pourquoi nous trouvons moins de retrécissements infranchissables que beaucoup de nos confrères, et par suite pourquoi nos douches d'air pénètrent dans la caisse là ou de nombreuses tentatives avaient échoué.

La difficulté de faire pénétrer ces bougies par les moyens ordinaires se rencontre si fréquemment, que M. Saissy avait eu la malencontreuse pensée de faire pénétrer dans son cathéter un stylet pointu, pour perforer l'obstacle qui existait dans la trompe. Cette idée, heureusement pour l'honneur de l'art, n'a été mise qu'une seule fois à exécution, et les suites en ont été telles que personne, sans aucun doute, n'aura le courage d'y avoir recours.

Quant aux corps dilatauts qu'on peut faire pénétrer par les sondes, ce sont ou des bougies de gomme élastique, ou des cordes à boyau très-fines, comme des cordes de harpe marquées de la lettre *E*, ou des cordes de violon dites *mi*. Quelles qu'elles soient, elles doivent être de 3 centimètres environ plus longues que la sonde; une fois celle-ci introduite, on les fait glisser dans son intérieur, et par la portion qui reste en dehors, une fois que leurs extrémités intérieures sont au même niveau, on reconnaît à quelle profondeur existe l'oblitération ou le simple rétrécissement.

3° La possibilité de faire pénétrer nos sondes en gomme élastique plus avant dans la trompe d'Eustache que les sondes métalliques nous étant bien démontrée, et constituant un fait désormais incontestable, nous ne nous sommes pas borné à nous en servir pour faire parvenir une colonne d'air ou une bougie comme agent purement physique de dilatation; nous avons aussi pensé que ces sondes nous fourniraient un moyen d'attaquer les rétrécissements du conduit auditif interne par la *cautérisation,* nous basant en cela sur les avantages qu'on retire de ce moyen dans le traitement des rétrécissements de l'urèthre.

La grande difficulté était de faire pénétrer le caustique dans l'étroit pertuis qui forme le tiers interne de la trompe. Dans les rétrécissements du canal de l'urèthre, on cautérise par un morceau de nitrate d'argent placé dans une sonde fenêtrée, ou bien déposé à l'extrémité de cette sonde ouverte de manière à y faire une légère saillie. Mais il est évident qu'un appareil de cette nature, s'il peut être introduit dans le pavillon ou même dans la partie cartilagineuse de la trompe, quelque mince qu'il fût, ne le serait jamais assez pour traverser la partie osseuse. Or voici comment nous employons la cautérisation :

Au lieu d'une bougie filiforme ou d'une corde à boyau, nous faisons glisser dans notre sonde conductrice, introduite au degré voulu, un fil d'argent très-fin, bien recuit et tourné en spirale, autour duquel nous enroulons un peu de coton que nous avons imbibé, suivant les besoins, d'une solution ou de nitrate d'argent ou de nitrate acide de mercure. Ce fil, prenant, comme nous le savons, la direction du canal, s'y comporte absolument comme une bougie, et le cautérise directement s'il est besoin d'une véritable cautérisation, ou en modifie simplement la vitalité s'il n'y a qu'un engouement chronique, un embarras muqueux à combattre.

L'effet de cette cautérisation, employée surtout pour remplir la seconde des deux indications que nous venons de proposer, a entre nos mains des résultats si avantageux, qu'il nous suffit souvent de l'appliquer sur l'arrière-gorge pour qu'elle se fasse sentir sur tout le trajet de la trompe. Nous pourrions en fournir des preuves aussi irrécusables que nombreuses, si nous n'étions pas arrêté par la crainte de nous écarter des questions sur lesquelles nous avons voulu fixer principalement l'attention par ce travail.

En résumé, nous avons voulu établir et nous avons cherché à démontrer :

I.

Que l'air étant l'agent fonctionnel de l'ouïe, il était non-seulement rationnel, mais même indispensable, d'employer les injections ou douches d'air, dirigées dans la cavité du tympan, comme moyen curatif, adjuvant et explorateur, dans le traitement de la plupart, pour ne pas dire de toutes les maladies d'oreille ;

II.

Que les sondes en gomme élastique, introduites dans la trompe d'Eustache, ont sur les sondes métalliques l'avantage d'un contact moins pénible pour les parties, de pénétrer plus profondément dans le canal, et de diriger plus directement vers l'oreille interne les substances que l'on veut y faire parvenir ;

III.

Que, de tous les moyens employés pour détruire les obstructions ou les oblitérations de la trompe d'Eustache, les douches d'air et la cautérisation sont ceux qui nous ont donné les meilleurs résultats.

Nous devons faire remarquer que, dans la planche ci-jointe, notre sonde a été figurée allant au delà du point où elle pénètre dans la trompe ; elle s'arrête à la réunion de la portion cartilagineuse à la portion osseuse. Ce qui dépasse ce point appartient soit à une bougie, soit au porte-caustique, auxquels elle sert de conducteur.

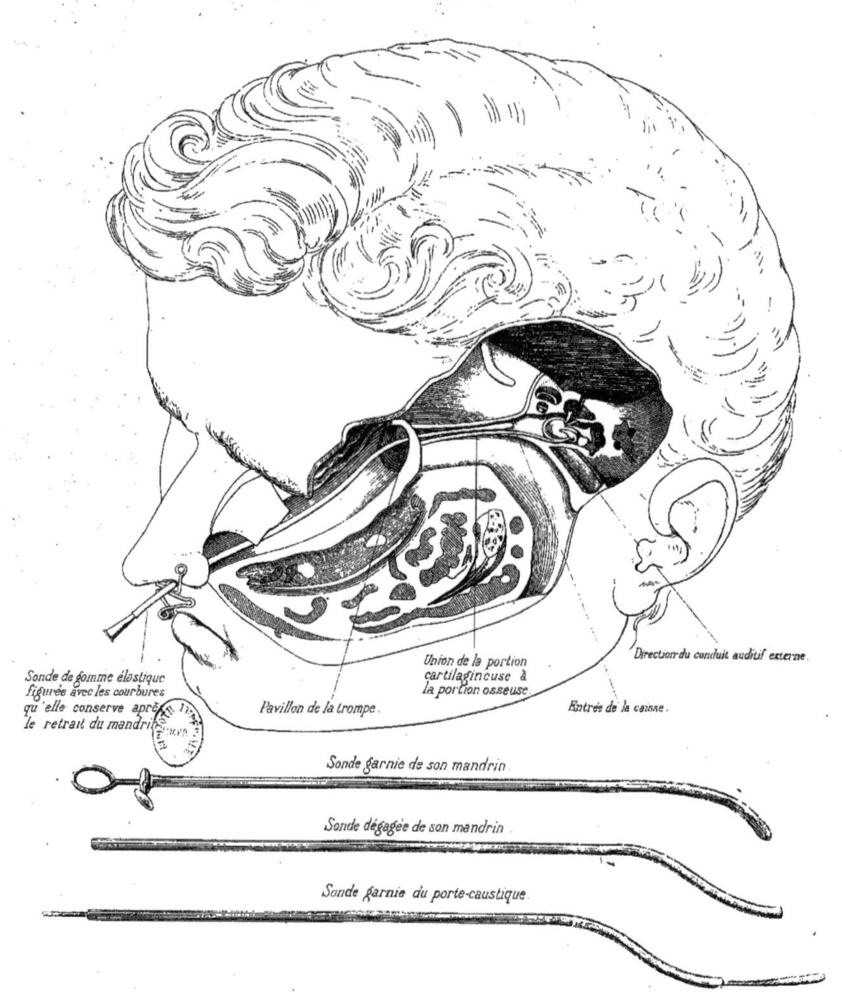

Direction du conduit auditif externe.
Union de la portion cartilagineuse à la portion osseuse.
Entrée de la caisse.
Pavillon de la trompe.
Sonde de gomme élastique figurée avec les courbures qu'elle conserve après le retrait du mandrin.
Sonde garnie de son mandrin.
Sonde dégagée de son mandrin.
Sonde garnie du porte-caustique.

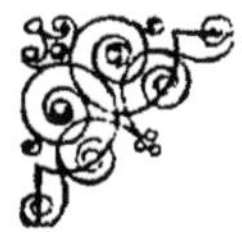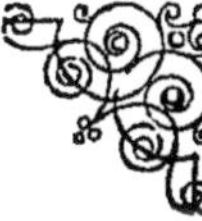

PARIS. — RIGNOUX, IMPRIMEUR DE LA FACULTÉ DE MÉDECINE,
rue Monsieur-le-Prince, 31.

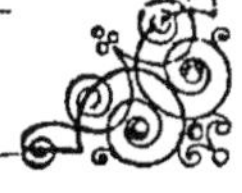

www.ingramcontent.com/pod-product-compliance
Ingram Content Group UK Ltd.
Pitfield, Milton Keynes, MK11 3LW, UK
UKHW020334130726
13696UKWH00003B/1346